U0057522

AQUARIUS

AQUARIUS

AQUARIUS

AQUARIUS

Vision

一些人物，
一些視野，
一些觀點，
與一個全新的遠景！

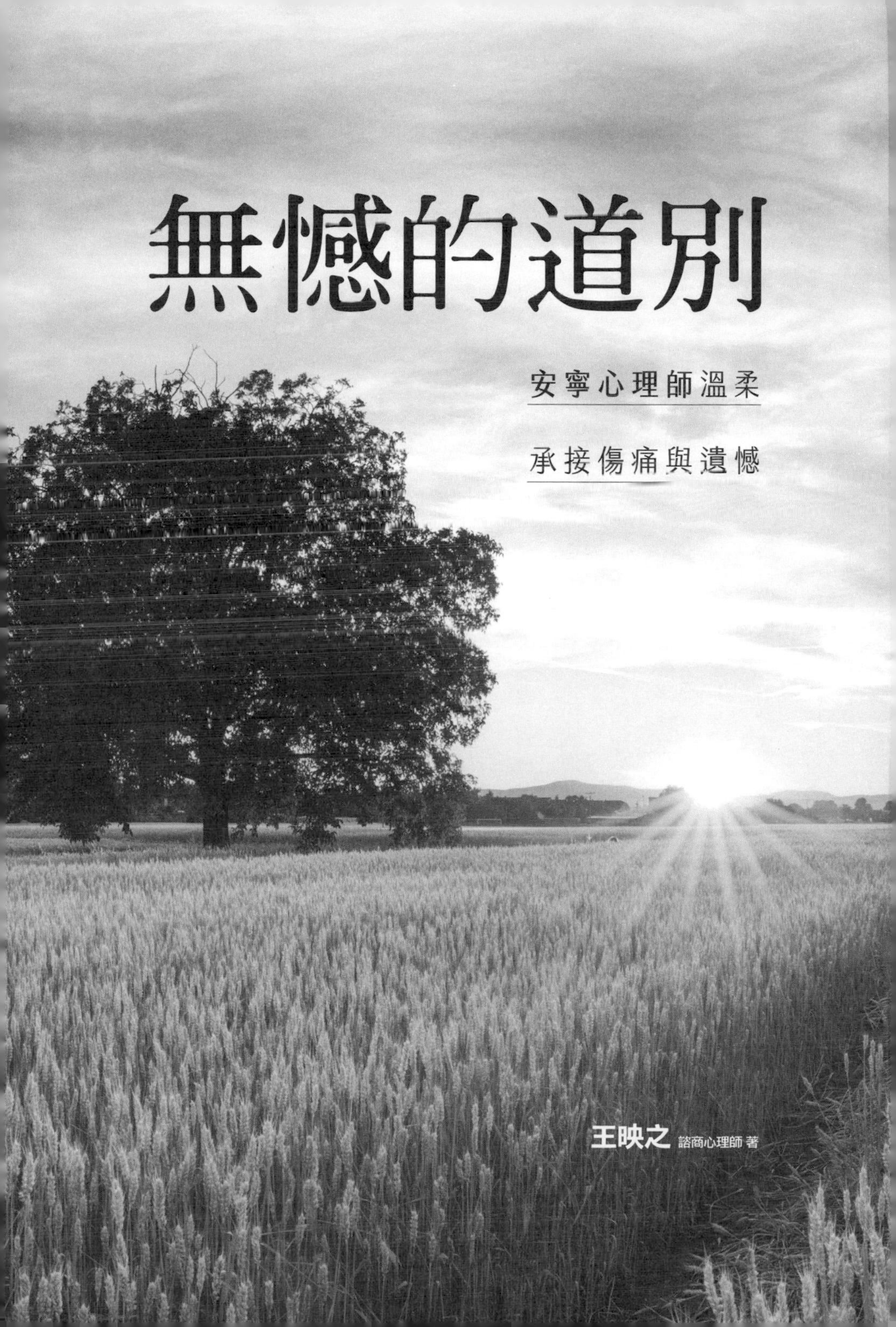

無憾的道別

安寧心理師溫柔

承接傷痛與遺憾

王映之 諮商心理師 著

【推薦序】

時間會一直過去　卻永遠不會停止

方俊凱醫師（馬偕紀念醫院安寧療護教育示範中心主任）

知道映之要出這本以心理師的視角書寫的安寧療護書籍，非常開心；看完映之寫的書，知道讀者必然從其中能被感動與啟發，但對我而言，更多的是勾起回憶與百感交集。

二〇一四年的春天，當時馬偕紀念醫院楊育正院長數度召見我，要我接任安寧療護教育示範中心的主任。當時，我已經是精神科主任，也在院外擔任亞太心理腫瘤學交流基金會董事長與台灣心理腫瘤醫學學會理事長，對於馬偕安寧中心主任一職，我有許多難言之隱，不方便接任。然而，楊院長一句「對於安寧療護心理社會靈性的照護，你能不管、不接嗎？」我啞口無言。之後，我答應了，但我也希望院方讓我有一位可以投入安寧療護的正職心理師，院方也答應了。映之，就這麼在二〇一四年的下半年來到馬偕安寧療護教育示範中心，擔任心理師。

記得面試安寧心理師的時候，總共有七位來面試的心理師，每一位都非常優秀，尤其有幾位讓面試官們難以取捨。經過很長的討論，我們選擇了映之成為我們的同事。當然有許多理由，例如她態度溫和、口條清楚等，但是有一個理由讓映之特別突出，就是她是護理師與諮商心理師的雙碩士，而且她的護理碩士論文就是與末期病人的靈性照護有關，而她在護理碩士後又取得諮商心理師的資格，這樣的條件，不就和安寧療護的創始大師桑德斯女士雷同嗎？選擇了映之，她沒讓我失望。她果然以她獨有的特質與深厚的學理基礎，為一位又一位的末期病人與家屬給予最大的支持與安慰。

寫下這一些當年的記憶，不就是因為真的發生過這些事嗎？

時間，一直都是公平地一刻一刻地過去。孔夫子曾經在河邊說道：「逝者如斯夫，不捨晝夜。」曾經的末期病人，也曾經先是各種在社會各個角落過著自己的生活，然後，人生因為某些疾病走到最後的一段旅程。我從一九九八年投身安寧療護，至今也有二十五年了，時間一直在過去，但我越來越覺得投身安寧療護，陪著病人和家屬走過至為重要的人生最後一段，安寧人是幸福的。安寧時刻，既平凡，又不平凡，壓縮的人的一生，在最後一段旅程綻放光芒，而安寧人被光芒照耀。

時間，永遠不會停止。更精確地說，我想表達的是：那一刻，曾經發生過的那一刻，永遠都不會停止。二十年前看日本存在主義小說家片山恭一寫的《在世界的中心呼喊愛情》，我深刻地領悟到這個用哲學辯證可以認知到的答案，而在無數與末期病人互動的剎那，我實實在在經驗了這樣的真理。耶穌十字架上流下的寶血那一刻，不會停止；佛陀菩提樹下得道的那一刻，不會停止；安寧人與末期病人和家屬一起面對生命最後旅程的那一刻，也是一樣永遠不會停止。映之在書中寫的每一個故事，都是真正發生過的，哪怕因為個資要求必須改變姓名或部分內容，那些時刻，也是永遠都不會停止的。

映之的書，有四個部分，分別是：

輯一：以同理，傾聽末期病人的恐懼、憤怒與自責……

輯二：以理解，接納末期病人家屬的絕望、沮喪與不安……

輯三：以愛，陪伴喪親兒童

輯四：臨終前，好好活

四輯裡，

一個一個的故事，用心理師的角度，看到了病人，看到家屬，也看到了安寧團隊的用心。看完了書，我很感謝映之把這些寫下來，讓我知道即使她因為生涯必須要離開馬偕安寧團隊，心中仍有一片花園是安寧。

以同理
以理解
以愛
好好活
時間
會一直過去
卻
永遠不會停止

【推薦序】

生死兩端的擺渡者

畢柳鶯（衛生福利部台中醫院復健科教授，《斷食善終》作者）

安寧心理師是「生死兩端的擺渡者」。在生之此岸要過渡到死之彼岸的這段歷程中，盡我所能地讓「逝者善終，彼此善別，留者善生」。書中這句話讓我肅然起敬。這是作者給自己的定位。多麼神聖的工作，需要具備非常專業的訓練、足夠的臨床經驗，更需要的是一顆善感、敏銳又慈悲的心。

一個個安寧病房現場的感人故事，上演著死亡的戲碼。作者從心理師的角度，敏銳地看出病人和家屬的內心世界有著需要化解的人際關係障礙，還有需要被看見和撫慰的悲傷。首先要能看見，或者讓當事人覺察，然後靠著專業的引導，才能和解，生死兩無憾；才能讓悲傷受到同理，化悲傷為愛、為祝福！

看著每個故事的發展，總覺得處處是僵局。人性就是這樣，每個人有著自己的創傷、過不了的坎，因此明明是相愛的人，到了面對死亡的最後時刻，仍然互相誤會、互相傷害著。心理師出現，經過一段陪伴、對話，找到癥結，劇情就峰迴路轉，有了圓滿的結局。這個過程讓人讚嘆，非常具有啟發性。

死亡離我們很遠嗎？可能很遙遠，卻也可能隨時會遇到。無論如何，沒有一個人躲得掉。因此如何面對死亡，是人生必修的課程。在自認為死亡還很遙遠的時候，就要學習了。否則無常來臨，會措手不及，留下遺憾。帶著死亡的覺知而活，可以讓生命更有意義。平常就預備足夠的死亡識能，需要的時候可以有最好的安排，最圓滿的結局。所以即使尚未面臨死亡議題，這本書的閱讀，可以提高讀者的死亡識能。

人生最大的困境、最大的傷害都源自人際關係，而其中又以親密家人之間最為糾結，最為難解。書中有許多例子，作者協助家人在臨終現場和解、互相道愛，過程曲折引人，她的功力與用心令人折服。臨終前和解是一種圓滿。但一定要等到人生最後的時刻嗎？作者舉的許多例子，一定有讓讀者產生共鳴的，那麼，何不及早和解？與家人和解，與自己和解，讓人生的崎嶇路變得平坦，讓家人互相看見愛，讓愛流動。最重要的功夫，就是自我覺察，學習向內看見，看見自己表面的情緒底下，其實有什麼期待。其中，一定有愛的渴望。然後冷靜地覺察對方在表面的行為底下，是有什麼情緒，有何期待，當然一定也有對愛的渴望。互相探索冰山底下內在的期待與渴望，和解就有機會。其實，一切都是為了愛。

書中也援引了幾個豁達面對死亡的案例，他們熱愛生命與家人，成為值得學習的榜樣。最後作者提到善終的規劃，主張善終和善生是同義詞。死亡是人生的一部分，甚至是人生最重要的一段，這段時間可長可短。如果能夠珍惜這段靈性充滿的最後時光，這是善生。能夠生死兩無憾，對遺族而言，未來也能繼續善生，不會被卡住。

本書的故事以安寧病房的癌末病患為主。在死亡現場還包括老衰、重症、慢性退化疾病和無效醫療所留下的插管臥床者等等。以我個人的經驗，感受到善終的規劃可以包括下列幾個步驟：

第一步是面對死亡、瞭解死亡。市面上有許多相關書籍與課程，也有探討死亡議題的戲劇、電影或電視節目，可供參考學習。解除死亡的禁忌和刻板印象，充實相關的知識，才能坦然無懼地面對死亡。

第二步是用開闊的心胸和親近的家人討論死亡，瞭解大家對死亡的看法，告知家人無常來臨時，自己有何選擇，希望以什麼方式善終。

第三步是可以和家人一起去簽署「預立醫療決定書」，把自己的選擇註記在健保卡上。

由於已經和家人討論過，自己的決定就可以受到尊重。否則事到臨頭，若有家人不願意放手，聲稱要「救到底」，甚至威脅要告醫師，醫師極可能被迫聽那位家人的意見。就算醫師有法律依據，家屬不會告贏，但其實沒有醫師願意面對惱人的訴訟。台灣非理性的醫療訴訟是醫師最大的惡夢。

第四步是碰到攸關生死的疾病時，由於已經有過充分的準備，全家人可以冷靜討論、徵詢第二意見，避免因無效醫療而留下長久的遺憾和沉重的負擔。

第五步是不幸已經造成時，該如何亡羊補牢，避免痛苦無限地延長。確認病情無法復原時，撤除呼吸器、鼻胃管等延長死亡的維生系統，允許自然死亡（allow natural death）是唯一解套的方式。

閱讀此書，並作深度的思考，就是為善終做準備的第一步。與家人分享書中的內容並交換意見，就是第二步。接下來一起去預約「預立醫療照護諮商特別門診」，簽署「預立醫療決定書」註記在健保卡上就完成了第三步。這樣當無常來臨時，可以冷靜地作抉擇，保有自主權，確保善終權。

死亡是人生必經的，死亡本身並不可怕，是「怕死」、「忌諱談死亡」，阻礙了善終的可能性。閱讀本書，就是開始了面對死亡的第一步。

醞釀

如果說這本書裡，我與病人故事的文字醞釀期有個三五年，而這本書背後關於我個人的生命準備期，大概有三十年。說起來，也是個故事推著我往這條路上走，這是一個發生在我家庭裡關於生病、死亡與生命交織的故事。

小時候的一個週末午後，我跟媽媽在爸媽臥室裡午休。媽媽躺在大床，還沒很有睡意的我，躺臥在旁邊的花色沙發床，沙發床緊靠著一扇有玻璃窗花的窗戶。陽光和風在床簾被風吹起又落下的空隙間，落在我臉上，我又跟媽媽聊起她小時候的事。關於外婆早逝的故事，不知道為什麼，我聽了好多遍就是聽不膩。每聽一次，就在我腦海裡描繪著外婆從罹癌、治療到離世這過程中的種種，慢慢醞釀成一個關於一個女孩早年喪母的故事原型，也是因著故事裡外人們的生命、生病與受苦，推動著我想成為療癒身心助人者的原動力。

或許現在的我，可以明白那一次又一次的聆聽對一個孩子來說，那些關於疾病與死亡的細節，著實沉重，因而需要一遍又一遍地聽，透過與媽媽的對話理解，才慢慢地可以消減一點沉重對我的衝擊。

關於疾病，外婆在癌病裡受罪，當年癌症的外科治療在人的軀體上造成破壞，留下火燒般傷疤，光聽就能感受得到痛；關於治療，經常北上治療的外婆留給舅舅與媽媽的紙條，要乖乖唸書的叮囑與媽媽很快回來的承諾，是隔著疾病的母親與孩子，在無奈之餘可以留給對方的安心。媽媽在外婆在半夜癌痛需要注射嗎啡止痛的場景，聽著轉述，就像自己附身在那小女孩的身軀裡，體驗到面對母親病苦受難卻幫不上忙的恐慌與難受……關於家庭與生命，一個小女孩又是如何承受著病後母親經常缺席的家，眼看著母親越戰越敗的病情伴隨著可能隨時會離世的沉重，放了學總三步併兩步地奔跑回家，用手指探探母親尚存的鼻息……一個家庭因著家人罹癌會經歷什麼樣的變化，我從小就知道。癌症最可怕的甚至不僅僅是剝奪一個人的生命，而是剝奪一個人一個家庭的生命力。

這天，不是我第一次聽這個故事，但就在那天，聽完故事後，心酸疼地流下了眼淚。疾病與死亡在我的天真爛漫裡留下了　筆特別不同的色彩，立下了小小的心願，心願其實也不是很清晰，大概就是想為這樣的受苦做一點什麼吧！

於是乎，在每個生涯的抉擇與投入，從癌症的生理、心理、靈性的調適因子探索，乃至於到喪親的生命經驗探究……幾乎不曾須臾遠離這個故事地一路完成了我護理、心理的碩士學位。最後，也像是老天安排似，畢業後不久，我如願帶著我助人的初心到了馬偕安寧病房裡，擔任安寧心理師。在那裡，以心理師的專業自我與生命相遇。

死亡不只是生命枯槁的終點，反而是個人心理及關係修復療癒的起點。我盡力讓終有一別的人生，在心裡有死而無憾的結語，讓這本書留下傳達著臨終前向死而生後，生起愛與盼望的故事。

目錄

目錄

輯二 以理解，接納末期病人家屬的絕望、沮喪與不安……

輯三 以愛，陪伴喪親兒童

目錄

輯一

以同理，傾聽末期病人的恐懼、憤怒與自責……

多想你能懂我的溫柔

一顆一顆為了要除去腫瘤惡臭的洋蔥，散落在安寧病房各處。

在安寧病房看了許多令人動容的夫妻，卻有這麼一對夫妻是因為他們磨了一輩子的感情，讓我印象深刻。

從沒有人看過他們爭吵，因為他們真的幾乎從不吵架，不說，任誰都會以為這是一對相處融洽的夫妻。或許這也是一種默契，兩個人拗了一輩子的脾氣，他們倆深知彼此的「眉角」，不小心就可以碰到對方的線，兩人的氣話不用出口，就可以這麼拗著。

如玉不年輕了，實際年齡也有五十幾了，晚婚的她有一個念高職的兒子。但她皮膚白皙、身材纖細，留著一頭沒有染燙的及肩短髮，搭配上妹妹頭斜撥瀏海，一股仙仙的文青風女孩氣質，讓她看上去至少比實際年齡少了十歲。

她的先生因為工作忙碌沒有辦法常常到醫院，她的兒子也因為職業類科的實習到外地。她時常都是一個人待在病房，如果有人關心她，她會淡淡地說：「沒事啊，習慣了……」雖然不常見到先生，病房裡的公共空間卻堆滿了先生帶來吃完的、吃不完的食物和一箱箱的保健食品。除此之外，一顆一顆為了要除去腫瘤惡臭的洋蔥，散落在病房各處。

害怕失控的心理恐懼

如玉的卵巢癌生長速度極快，惡性度也很高，從發現開始，腫瘤在體內每天都有感地長大，第一次就診，醫生就宣判如玉的死刑：「無法開刀。」勉強用了化學治療，卻對腫瘤生長的抑制發揮不了太大功效。

沒多久，如玉和先生討論：「就順其自然吧。」做這個決定的當下，不過離初診三個多月。就這樣，那顆從沒開過刀又光速生長的腫瘤，在如玉來到安寧病房的當下，已經是一顆躲避球大小的蕈狀傷口，就連見過各樣癌症腫瘤的資深病房護理師，各個見狀仍大為驚訝。

撐破皮膚的腫瘤傷口連帶流出腐敗的體液，產生惡臭，濃烈的味道還是讓鄰床的病人及家屬無法忍受，只得讓雙人健保床暫時當單人房使用。平時關上房門，才能減少這個氣味對病房空間的影響，但卻也隔成了房裡、房內的兩個世界。

光是每天腫瘤換藥都是大工程，需要專人每天兩次到三次，每次至少半小時的護理。有個護理師告訴我：「我真的很願意幫她換藥，即便占去我很多的時間，也擠壓到我其他工作的流程，但我知道，還好我們接受過專業的癌症腫瘤傷口護理的訓練，知道要怎麼給她最好的敷料和照顧，不然她可能更加地受苦。」

這是安寧病房護理師非比尋常的愛。

「但妳知道嗎？即便我戴了雙層口罩，雙層手套、穿了隔離衣，離開病房後洗手好幾遍，我整天身上都還是沾滿了這個令人作嘔的味道。」這是一個凡人最直覺的生理感受。

無疑地，這個腫瘤是棘手且惱人的，最難為情的當然是病人本人。腫瘤非常霸道地在她身上橫行無阻，氣味也是那麼不受控地在病房裡四溢，這跟如玉給人溫順的第一印象，可真是相差了十萬八千里遠啊。

然而，即便是面臨到這樣棘手的狀況，如玉看上去仍是那樣的矜持。唯獨每天要幫她換藥的主責護理師因為長時間跟她相處，發現了她的異狀。

在她溫婉的外表下，卻有著與外表迥異的執拗脾氣，凡事都有她自己的堅持，只要稍微感受到傷口有一點點滲液，就會沒有辦法忍受，急著要護理師換藥，自己吃進去什麼食物、何時進食、吃多少、幾點要熄燈休息，都有自己的規則。

護理師耐著性子，跟她相處幾天下來，帶著一些情緒和對她的擔心跑來找我。護理師讀出生活得不能有半點差池的她，其實透露著一種害怕失控的心理恐懼。

風和土的苦戀

我跟她在團隊人查房時見過一面，不算是生面孔。在我的邀請下，她隨我走出病房，我領著她，打算就在病房走道旁的椅子坐著聊聊。

推開她安靜的病房門，上午十點的病房走廊，挺熱鬧的，人來人往充斥著各樣聲音。護理師交完班後，推著工作車上工。行進中的工作車，輪子和地板摩擦出精神抖擻的聲音，還有車上各樣物品互相碰撞發出來的哐啷哐啷的聲音。聲音最後會停在病房門口，待護理師們把藥品、點滴等清點好，再一床一床的發配；遠方也傳來大廳活動病人和家屬的講話聲和電視聲。

在這裡，有點吵，但吵得剛好，為的是讓她感受一下上午十點病房裡的生命力。

我挑了一張離她病房最近的椅子，好讓她感受到「還在我的範圍」的安心感。病房外開放的空間，也暗示著沒有要談什麼太過私密的話題，好讓我們能夠在這樣的空間，有點刻意地隨意聊聊。

瘦小的她背負著巨大的腫瘤，需要像孕婦一樣，在坐下前側著身子，才能維持重心，緩慢地坐下。

也忘了我們是怎樣聊開的，只記得我們倆的交談聲和笑聲，一點都不輸給旁邊的吵雜。就這樣，我們好像兩個女生好朋友，她跟我分享跟先生婚後的甘苦。

他們家在台北市郊山腰，房子比市中心的房子大多了，是個空氣好、景致佳的好地方。如玉抱怨，唯一不好的是這個家如風一樣的男子。男主人經常不在家，是個不受控的大男孩。

她歪著頭思忖著：「我們好像也不是不相愛，但我們一輩子都在拗脾氣。唉，想來是我們個性太不一樣了。他像風一般愛好自由，我像土一般固執戀家。我們本質上相互依戀著，但是總無法一起好好待著。」

我靜靜地繼續聽她說：「他不在家的時候，我想著他。有什麼不開心的，我便一直忍耐著，幫他照顧這個家和兒子。他難得回到家，平時情緒控制得很好的我，卻忍不住在他回家的時候找他吵架。他的脾氣也不遑多讓啊，吵架沒有半句好話。他對我是好，只是總是自顧自的做，給我的，卻都不是我需要的。

「妳有看到病房裡那些食物嗎？」

「嗯……」

「他會幫我準備、堆食物，但都不是前一次我們見面我交代他的，然後又都不在吃飯時間帶來。我在用餐時間苦等不到他，我已經吃飽的時候，卻看著他拎食物來，我已經沒有半點食慾，吃不了幾口。他覺得我是在氣他，他又會轉而生我的氣。妳說我怎麼沒有氣？

「剛結婚的時候，我會跟他吵，但後來我累了，決心不再跟他吵，但心裡的氣就這麼憋著，所以外人常常以為我們很好。我們確實是相愛的，但見面時常常因為小事在賭氣，兩個人都不跟彼此說話，直到我們需要說再見的時候，都還沒和好，可是我心底卻是想要被安慰的啊，卻總是得不到他的半句安慰。」

「你們總是沒給對方機會和時間好好相處，哪來談得上相愛。」我有感而發地說。

她低下頭來，眼淚也跟著滴落，滴到她的病人服上。她憋住的情緒和那股氣，好像跟著眼淚一起在她的衣服上暈開了……

腫瘤寶寶想要對我說的話

深深吸了口氣、吐氣，她主動開口說到她的腫瘤，帶有點揶揄的口氣，指著隆起的病人服說：「妳看我，像不像孕婦？」

剛剛的交談已經讓我們的關係拉近到可以開一點小玩笑的距離。

我眨著一隻眼睛，開玩笑地說：「是有那麼一點～」

我們兩個都笑了。

「妳知道嗎？我覺得我的腫瘤會這麼脹大，就是我過去所有向內憋的氣都從這裡冒出來了。」

「以往沒有被自己聽見的情緒，用這樣的方式吸引妳的注意呢！」我說。

「是啊，我有時候真覺得我像是個孕婦，重新懷了一個腫瘤寶寶。我並不恨她，因為她好像在提醒我，要好好照顧她，不能再忽視她，所以我會摸著我的腫瘤，聽她跟我說的話，也在心裡跟她說話。」

「腫瘤寶寶雖然不可愛，但是她好像是一個生命的禮物，提醒妳一些重要的事。」

我不說破，繼續讓她自己回應自己。

「她真的是我的禮物。大家都覺得我很難搞，呵呵，我不是不知道，但我真的拗著脾氣太久了，沒有學會和先生溝通、沒有學會和自己相處、滿滿的情緒又一直壓抑著，讓自己變得越來越難搞，其實是連自己都搞不清楚自己到底需要什麼、想要什麼、應該怎麼做。

「如今我的腫瘤好像在提醒我，時間不多了，我不能再這麼和自己和先生僵持著……」

真是一段令我驚豔的自我對話。

把惱人的腫瘤轉化成一個生命的禮物，透過身體和自己重新連結，看見了自己慣性憋藏已久的情緒，從逃避的心理狀態，到現在想要試著轉身回頭，面對自己和先生存在了大半輩子的關係問題。

用眼淚哀悼那懷著愛，卻被情緒蹉跎的歲月

她終於可以好好哭了。

我輕輕抱著她，讓她靠在我肩上好好哭。

如玉哭得像個孩子，她的眼淚這回浸濕了我的衣領，不斷啜泣抖動著。這一刻，她只專注在自己身上，為自己好好地哭一回，哀悼那些懷著愛卻被情緒蹉跎的歲月。

一會兒，如玉左邊肩膀上的抖動漸漸緩和下來。她用手擦了擦眼淚，抬起頭說：「明天下午他說他會過來，妳可不可以過來陪我？我有一些話想對他說，但我好像還沒有自信可以獨自完成，但我想要拿出我的勇氣，在我生命結束以前，可以來得及對他說。」

「好呀，我會陪著你們。這回，**妳需要說的是自己的感受和需要，不要再只是賭著那口氣抱**

怨了。」

我真希望，這回是兩個人能夠有機會好好聽，也好好對彼此說話。

那是我第一次見到如玉的先生，是一個跟如玉完全不同調子的人。他留著一頭藝術家的飄逸長髮，稍有蓄鬍，一身黑衣黑褲。不用多說，就可以嗅到他愛好自由的靈魂。

如玉半坐臥在床，先生幾乎平躺在靠窗的陪病椅上。我則是搬了張椅子，坐在床和椅中間的空間，好像是楚河漢界的界址。

在我為彼此簡單介紹今天談話的目的後，如玉選擇了先開口，她正在展現她想要跟先生溝通的勇氣。

她說：「你應該知道，我們中間一直都有些問題。我想，我都到這個坎了，需要跟你好好聊一聊。」

「要聊什麼？我們都已經這樣相處多久了……」

先生有那麼點的防備，我猜也是種不習慣溝通的心理狀態吧。

如玉的情緒應該已經累積到一個頂點。她放棄了迂迴，單刀直入地說：「這麼多年，你經常不在家，工作永遠都很忙，每次回家都是來去匆匆。我一個人顧家、一個人帶孩子、一個人吃飯……」

先生沒答腔，托著腮幫子。

外表堅強執拗的如玉，內心是一個渴望先生了解她的辛苦，給她一點安慰的小女人。我提醒她：「可以說說這樣的生活帶給妳的感受嗎？這個感受，應該憋在妳心裡好久了。」

我們太常抱怨事件，而忘了讓對方有機會聽見我們的心。真正需要被撫慰的心，卻被自己用抱怨堵成了一道牆。對方只聽見抱怨的情緒，但常常沒辦法聽懂自己真正想要被了解的感受和需要。

如玉停頓了一下，說：「這麼多年，我覺得我太孤單，也太寂寞了。當孩子還小的時候，大大小小的事情，我都要一個人處理，還要面對你家人不諒解的指責，我常常因為這樣覺得孤立無援，所以，最需要你的時候就成了我最無助的時候。所以我會氣你，氣你不能在我最需要的時候跟我一起面對。我怨你，怨當初我要跟你談離婚，你不肯。我就像被你圈禁在這個家，像是失去自由的籠中鳥。最苦的是，每每你回家，我滿心期待，但是你的壞口氣也讓我沒有辦法好好跟你說話。我們吵架、生彼此的氣，最後只能失望地看著你離開的背影，一次又一次……這就是你說的這麼多年還要溝通什麼，因為我們總是沒有溝，也沒有通，到最後凡事只能忍，我也不願意再說些什麼。當我咬著牙一件又一件事情處理過來，當我變得堅強，不需要你的同時，我們也變得更生疏，我也變得更固執難搞了。」如玉一口氣把心裡的話說了出來。

她的先生應該也不容易，我看見他的眼神裡有悲傷與無奈。

終於可以在真誠的表達中，聽見溫柔

好像把一些重要的心路歷程說完，如玉終於可以說出她心裡真正的需要。

「老公，你知道嗎？或許說了那麼多，我真正需要的是你。我們當了這麼多年最熟悉的陌生人，在我臨走前，我想要重新跟你在一起，需要跟你有連結。我不想要那麼堅強、那麼勇敢，甚至不想要繼續把這些話忍在心裡。這是昨天我在跟心理師聊天中發現的，這也是不斷長大的腫瘤教我的，**我要幫助我自己，就是要表達自己的需要**。我聽我心裡的聲音，我真正需要的只有你。」如玉這時候的聲音，好溫柔，好溫柔，這就像她的外表給人的感覺一樣了。

如玉先生的表情也在如玉的敘說中不斷地變化，彷彿在腦海裡回到那些不經意就流過的歲月中走了一遭。這次倒敘般地回放，從夫妻間的僵局回到親密的從前。讓人摸不著頭緒的是夫妻間的間隙是何時存在褪了色的青春。

他深深地吸了幾口氣，欲言又止的話，嘴邊吞吐了幾次。

終於，他直接來到了道歉的這一段：「是我對不起妳……」

如玉的大眼睛一眨，又抖落了幾滴淚珠。

哽咽中，他好像說出了從沒對太太說過的內心話：「我也不知道怎麼跟妳說，但我很想妳能懂。從小，我就面對著貧窮和爸媽不斷爭吵的家，我只想逃離開家，但我渴望我有一個完整的家。當我擁有了自己的家，我卻不知道怎麼待在家，我只會不停地工作、不停地賺錢來確保我的家無虞。我也知道我脾氣不好，說話沒半句能聽，所以……我以為，只要我離開，我們就不會吵架，這樣，至少，我們會好好的，妳也會好好的；我以為我離開家，就是對妳最好的保護……因為我也需要妳。」

這是一個男人想給卻給錯方法的溫柔。正如我之前所想，我在他們當中並沒有真正需要做什麼。真正幫助他們的，是他們給了彼此一個機會說自己。

當人真正可以真誠一致地表達自己，心就能夠漸漸地放鬆、柔軟下來了。不需要劍拔弩張，一樣可以把話說到心坎裡。

當然，本來就深愛著彼此的兩人，終於可以聽見彼此了。

老天爺對他們似乎是憐惜的，從那之後，如玉還在病房裡待了好些陣子。

我們經常可以在上午十點的病房裡看見如玉和先生並肩散步的身影，也可以看見如玉臉上比以往多了一些開朗的笑容；說也奇怪，如玉的蕈狀傷口流淌的滲液竟沒那麼臭了。

該來的終點，依然到達了。

那天，剛巧也在上午十點，如玉剛剛離開，還在原來的病房，我敲了敲門，把門推開走進去。那是一個跟原先陰暗惡臭完全不同氛圍的病房了。十點的陽光明亮，卻不刺眼。全然敞開的窗簾，陽光正巧斜照在如玉的臉龐，化了一點淡妝的如玉，像是甜甜睡著那般，非常安詳。

如玉的先生跟往常一樣，坐在旁邊的陪病椅上，跟我打聲招呼，同樣不多話，但我可以感受到他這回認真地當起了「如玉的先生」，盡責地待在太太身旁，招呼著來跟如玉道別的親友們。他的溫和穩定地反而安慰了親友的悲傷。

風和土的苦戀，在坎坷的情路上顛簸了這輩子，然而最美的道別，是兩人在道別前可以在一段對話中，解開了心結，用愛說出不一樣的故事。

那天談話到了最後，如玉的先生主動地走到病床邊，輕輕地把太太的頭摟進自己胸口，小小聲地說：「我們錯過了好多……我想用接下來的日子，讓妳感受我的溫柔……」

我們都知道即便時間不多，但先生一個深情的擁抱已經在如玉的記憶裡刻畫永恆的溫柔，而如玉的笑容，也將溫暖先生餘生的夢吧。

心・理・師・的・呢・喃

用愛說出不一樣的故事

不知道你有沒有發現，過去的如玉和先生，雖然都深愛著彼此，但是在過去長期溝通失效的挫折裡，他們雙雙關閉了溝通的管道，把自己的情緒和想法單方面的堵塞在自己的內心。

夫妻（關係）間的修補，心理師像是在斷裂的關係中的一條棧道，讓兩個人能夠走出自我的象牙塔，開始跟對方有真實的接觸。

開啟的對話，要能夠修補關係，要讓彼此有機會聽見對方的為難、聽懂對方重視的價值、把平時的不滿或是沒有機會表達的情感表達出來。

若能聽見對方在乎自己、在乎這份關係，就是一個修復的契機。讓彼此在愛人與被愛的狀態裡，重新說出不一樣的故事。

在彼此的擁抱中，記得愛

「我不怕死，但我怕遺憾。」

死亡帶來永別的遺憾，一個無法跨越的冰冷疆界。曉慧是第一個主動邀請我擁抱她的病人，是她幫我破除了一道倫理枷鎖，也教會我，人與人的連結，在肌膚相親的狀態下，是如此超越語言。

隔離，讓人特別想念真實

二〇二〇年，新冠病毒疫情在全世界肆虐。病毒拉開了人與人身體的距離，那心理的距離呢？偶爾的外出途中，路上行人行色匆匆，沒有言語，卻可以感受到人跟人之間刻意保持的安全距離。大家對看不見的病毒，用看得見的距離來表達對它的害怕。我是明白並且恪守禁令的，然而卻也不免因此覺得悵然若失，整個世界的運作都不一樣了。

台灣撐過了二〇二〇年，卻在二〇二一年的初夏爆發社區疫情，政府施行三級警戒，因此我提前結束了一個晚期癌症病友的團體。

團員之間因為同為晚期病友，有共同的心聲和辛酸，有雷同的病痛和孤獨，大家在這裡，找到了同病相憐的共鳴與支持。在最後一次團體聚會中，我們回顧了過去幾次的相聚，更是感受到這個可以聊得很深，可以分享真實心情的時光要提前結束了，大家離情依依。想著今天見面後，彼此是否依然安在，好多人，也包括我，都熱淚盈眶。

「好想抱抱大家……但是不行。」只好張開雙臂：「就這樣抱一下！」可愛的大家，紛紛把手舉起來，舞動。人家在空中抱一下。

就是這個空中的擁抱，讓我想起與曉慧真實的擁抱。

我第一次見到曉慧，是在她確診乳癌後第一次住院化療的那一天。在我服務的馬偕醫院，癌症病人第一天入院都要做情緒篩檢，她入院評估，因為「身體相關因素」的困擾程度較高而轉介心理師。

初診斷的病人大概都免不了要經歷伊莉莎白醫師階段理論中的震驚階段吧，除了噩耗，還有海量的醫療資訊要消化。擔心、震驚都還算是正常反應，「嗯，應該不會太難談才對。」我心裡如此咕噥著。

拿著長長的待看名單，想著趕緊訪視完，我可以盡快往下一床前進，不由得加快腳步，走向她的病房。

看著房門沒關，看來他們也才剛到病房，正要安頓而已。我想那個坐在床沿的應該就是曉慧了。身材高瘦、皮膚白皙，並且有一雙很漂亮、會說話的眼睛，是很吸睛的一個女人。一旁的先生正在收納物品到床旁櫃，一身雅痞，很是登對。

「你們好，我是心理師映之，可以打擾你們幾分鐘嗎？」

「喔，你好，你好，可以。等我一下，我馬上好。」曉慧沒答腔，反而是先生雖然彎著腰，還是抬起頭來跟我說。

「我看轉介原因……身體什麼部分讓妳比較困擾嗎？」

「沒什麼啦，她就是比較容易緊張。應該是醫生說明的時候看她比較緊張，所以才請妳過來的吧？醫生都說過啦，沒什麼好擔心的。我們就按照醫生的指示做就好了。」先生仍然搶在前頭。

為了不讓病人本人的聲音被消音，我轉過頭看向曉慧，定睛的，讓她知道我在等她的答案。

我想她收到了。「我怕吐……以前懷孕的時候孕吐很嚴重，從此以後我就很害怕噁心想吐的感覺。」

曉慧說起話來，雖然輕聲細語，卻有一種胸有成竹的篤定，怎麼說呢？好像她凡事都了然於心。我想，她不需要代言人的。

等等，我印象中，他們沒小孩啊?!

「不好意思，我冒昧請教。我看資料，你們沒孩子，但妳剛剛說妳懷孕的時候孕吐，是我們資料蒐集有誤嗎？」我問。眼神看看他們夫妻倆。

先生這次沒作聲，倒是曉慧先說了：「我流產了。之後我們就沒有打算再生了。」

啊，原來這是有故事的。這個故事不論在他們心裡留下了什麼，都不在我今天該繼續探索的，再說我現在的角色分際裡，只需要幫助他們更好地適應疾病、因應治療。

了解過後，我知道他們已經跟醫生討論好解決方案，對於減少副作用的不適，醫師們可以用的武器很多，也多半很願意為病人處理。

大概是曉慧講話篤定的樣子，讓我覺得她是有力量的，可以面對自己的擔心，也能找到幫助她自己的人；總之，她不是讓我掛心的病人。

我幫她打打氣，加加油，祝福她可以度過這個不舒服。在我的這份相信與安心下，我決定結案了。

藏在身體裡的情緒

過了好些日子，我再次收到曉慧的轉介單。大概因為完全不在預期內，我再看到曉慧的名字又出現在電腦系統時，竟一時想不起她是誰。這次，她的困擾原因被勾選的是「情緒」。

「怎麼了，曉慧？」她好像鬥敗的公雞，眼神好頹喪。

「用了止吐藥，還是吐得很嚴重、不舒服嗎？」我問。

「但是我已經用自費的止吐藥了，頻率好像有減少，可是好像想吐的感覺還是很強烈。我有跟醫生討論，有換了另一款，然後有比較……可是……我都知道啊……但是還是會作嘔嘛，我就是會怕……」就這樣，我聽了好久她怎麼解決嘔吐副作用的過程。

所有醫師提出來的解決方案，都不是她要的。關於對嘔吐的抱怨，看來不是她真實的害怕，從「我知道……可是……」的無限迴圈裡，卻讓我看見某一種心理的抵抗：「你們給的都不是我要的！」一直得不到她心中所期待的解方，自然就不滿意當前的處置。

那她期待什麼？

「曉慧，聽了這麼多，看來妳對於嘔吐是越戰越勇呢！妳總是沒有放棄找方法對付它。醫師嘗試在藥物上做調整，看起來幫不上妳。當然妳不喜歡作嘔的感覺，而除了這個，我覺得妳好像是要說『這不是我期待中的幫助』，對嗎？」

曉慧剛剛忙著提問、釋疑，然後再不斷推翻，這樣焦慮的狀態終於在這個提問後，安靜了下來。如果嘔吐不能避免，「我換個方式問：『妳覺得什麼才能真正幫到妳的忙，讓妳即便嘔吐，也不那麼害怕？』」

曉慧若有所思。

曉慧頭微微往左上仰，那雙會說話的眼睛同時看向左，就像在回憶裡找答案。

原來讓一個人不害怕的答案，這麼簡單

悠悠地，她又把頭轉回看向我：「我想，我需要一個擁抱。」

聽到這個答案，我腦袋有一種被石頭打中的感覺，這麼簡單的答案！孩子害怕的時候，媽媽很自然地會抱抱她的孩子說：「不怕，不怕。」卻忘記大人害怕的時候，甚或也只需要一個擁抱。

原來讓一個人不害怕，這麼簡單，偏偏在大人世界裡很容易被遺忘。

「原來如此。原來我需要一個擁抱。過去的我，怎麼都不知道……？」她有點戲謔地笑了一下，好像在笑自己傻。

「答案在心上，只是腦袋把它遺忘了，對吧?!」

我們都忘了擁抱也是個給人勇氣的選項。

「呵呵，也是。」這次，她真的笑了。

「如果妳需要的擁抱有個畫面，是誰抱著妳呢？」我好奇。

「……是我先生……」她說。「是的，更精確地來說，我需要的是『先生給我一個擁抱』。」

「其實妳剛剛問我什麼才能真正幫助我的時候，我第一個畫面想到的就是我先生。但我想，我是怕吐，怎麼需要的是我先生？後來再想想，我不是怕吐，我是怕吐的時候想起了期待懷孕又流產的難過，然後更深的或許是……怕遺憾。因為跟先生在我流產之後生疏好久了。或許我只是借題發揮，或許我只是想要在我死前，好好跟他在一起……或許，我只是需要他的擁抱！」

心疼這個終於回到自己心裡，看見自己需要的女人。

有時候，死亡的焦慮督促我們把注意力拉回到自己身上，聽一聽那個平時因為種種原因被關掉的心聲。

「其實，不能說他不關心我。但他總想替我解決事情，甚至總是替我發言，說他都替我想好、做好了，但是我在意的是我的心情，他卻顯得不在意。當我想跟他溝通，他總是顧左右而言他。想跟他分享，他也常常直接打岔，不回應我……我們已經不能交心。我真的很失望，但又常常為了這種事情找他吵架。」

曉慧是一個很能觀察自己狀態的人。開了頭，她便開始串連式的往內探索。

「妳需要他能懂妳的心。我們總抱持著幾近完美的期待，但事實上能被深刻的了解、傾聽和對話不見得那麼容易的……看來妳對這段關係期待很高，但失望也很深。」我說。

「他曾經是這樣支持的角色。我們從很年輕就是班對。那時候，我覺得我們根本是黃金比例的一對戀人，雖然獅子座的我們都愛面子、都要強，但他總能在我脆弱的時候接住我。畢業後一起從無到有的創業，我們是伴侶，但在那幾年更多的是用事業夥伴看待彼此，我們都被這一路的磨練，訓練得很……tough！所以不是只有他，我也有我的倔強。」

其實，曉慧很不簡單，因為她能在失望中，回看自己的狀態，平衡一下心裡的失落感。

心裡過不去的坎

「我自己知道，流產，讓我崩解了。我們曾經這麼期待孩子，也因為失去了孩子的痛心，但他好像一下就可以回去工作了，而且總是一天到晚加班。但我不行，我心理上覺得我已經是個『失去孩子的母親』了，完全沒有力氣回到公司，像過去那樣強悍地工作。我知道自己需要安慰，我也找他要過安慰。我問過他：『失去孩子很難過，你怎麼可以馬上就沒事？是不是你一點感覺都沒有？我需要我們一起面對，我需要有人陪我說說話……難道我們之間不能彼此安慰？……』他只說，他沒有辦法……就轉頭離去……那瞬間，我不確定我們還相愛嗎？」

說到這裡，她再也忍不住地崩潰大哭。

努力平衡自己的曉慧，心理有個過不去的坎。

同樣面對失去孩子，本來很同步的伴侶，怎麼悲傷的分量差這麼多？這是不是代表先生對孩子或自己並不在意？

「……這該有多可悲。直到我生病，他才放下他的工作，多一些時間陪我來醫院看醫生，多一些噓寒問暖。但越感覺到他現在的彌補，就越覺得是在提醒死亡離我很近。我內心麻木到遺忘的渴望就越發不可收拾的冒出頭，爭先恐後地想要被看見。」

這大概就是她說的，不怕死，但怕有遺憾吧。

「天啊，十年了。我就這樣行屍走肉過了十年……我大概也不一樣了。不知道我們之間什麼時候成了最熟悉的陌生人，連擁抱都沒了。」

走著走著就走散了。同為女人，我能夠理解**在關係裡孤獨，不只苦，而且澀**。

「我告訴我自己，不能當夫妻，至少還是家人，所以我努力地壓抑自己內心的需求和渴望，想著或許相安無事相伴一輩子，就夠了。」

馬上收斂起情緒，她還是習慣性地壓抑著自己，回到看似平靜無事的自己。

安靜了好一陣子，我看她沒繼續說下去，該是我跟她說說話的時候。

「曉慧，從妳剛剛說的，有好多好多的失落。自從流產之後，妳很努力想要調適，但關係中的疏離，不是閉著眼睛就感覺不到的，心痛大概還是常常找上妳吧?!但我也知道妳很努力在壓抑，讓關係看上去沒事。大部分的失落，妳都還能轉念看待，但妳能不能感覺一下自己的心，是不是還有一股生氣？是氣先生不在意妳？當想要被安慰的時候，他迴避、不靠近，妳最難過得去的，尤其是覺得先生輕視流產這件事情帶來的情感重量，他怎麼可以完全事不關己？」她流下眼淚，搖頭，又點頭……

我們壓抑的，都不會變不見，會從其他地方冒出頭。「想『相安無事』的過日子，就必須要要把自己的情緒藏好，但是妳不也發現，妳麻木了？你們倆生分了？但妳也說了，對嘔吐的害怕，對治療的討價還價，很大一部分是在借題發揮。曉慧……如果要的是無憾，我想假裝沒事大概不太適合此時此刻的妳。」

她癟了癟嘴，點點頭。

話鋒一轉，我說：「曉慧，你們倆真像，妳知道嗎？」

她有些驚訝地說：「或許吧……我們同樣都是頭受傷的獅子。」

「呵呵，對，都是受傷的獅子，都有一顆溫柔卻倔強的心，不是嗎？」

兩頭獅子可以並肩作戰，卻很難在受傷的時候舔舐對方的傷口。

我對曉慧說：「我想妳先生極有可能在失去孩子的悲傷裡卡關了。」

曉慧眼睛睜得好大。這顛覆她的以為，以為先生不在意寶寶，也不在意自己。

橫在兩人之間的，是沒有好好說、沒有好好哀悼的喪子之慟。兩人都痛，但療傷方式不同。她氣他的不在意，用倔強不再多說，用壓抑卻是她想給的溫柔。

他對悲傷無計可施，只能埋首工作，倔強地從不為自己辯解，雖然常常給錯愛、表錯意，沒有給到心坎裡的，說到底，仍是一份他對她的溫柔。生疏了十年的伴侶，在愛的門口卻都不得其門而入。

我的話一說出口，她突然放鬆了肩膀告訴我，她大概懂我要說什麼了。

說到底，不就求一個無憾？

「妳剛剛說，妳怕有遺憾？」

「我得的不是一般的乳癌……三陰性乳癌……我想，死亡是找上我了。說老實話，我不害怕死亡，人終有一死，還好我沒有孩子，我也活得夠精采了，但我不願意繼續關掉我自己的心，假裝我不需要愛，關係這樣不明不白，抱憾離開。」

或許，她已經考慮到，比一般乳癌致死率高的三陰性乳癌對她生命造成的威脅。她說的每一個字，是那麼地鏗鏘有力，說到底，她要的是一個無憾。

「好一個無憾的心願。我喜歡妳好有力量的覺察和看見。」真心的，我欣賞她面對死亡、面對關係的勇氣。

「雖然可能不容易，但在妳的想像裡，如何能做到真的無憾？妳需要為自己做什麼努力嗎？」

理解自己內在的需要其實是挺解氣的，但要走到她渴望「一個擁抱」的靠近，需要真實的行動。

「妳可以抱抱我嗎？」

換我嚇了一跳，雖然在前幾秒，有一堆可以不可以、合不合倫理的批判性聲音在腦海裡吵雜。我沒等它們多說，關掉它。

我腦海裡出現了兩個老師，一個是我的指導教授李佩怡，一個是素未謀面的歐文・亞隆醫師。他們和病人互動的身影，不論是曾經出現在我眼前，或是寫在書裡，都是他們非常人味的靠近和療癒，每每都感動，也影響著我。

我告訴我自己，不要害怕碰觸妳的病人。**一個擁抱的邀請，這個信任已經勝過千言萬語。**

於是，我主動過去抱抱曉慧。

確實，一個真實的擁抱，我感受到的力量也勝過所有語言能所及。

「我想，無憾不只是侷限在夫妻關係裡，而是每一段值得珍惜的相遇。這才是我們的第二次見面，我竟然可以跟妳聊得這麼深。謝謝妳，是妳讓我看見了我自己給自己的心牆，幫我跨越，然後提醒我，要無憾，現在就要行動。」

就像她的名字曉慧，能通曉、有智慧，即知即行。我想，關於她的夫妻關係，她肯定也會努力的。

每一天，都好好珍惜著過

在那之後，我再一次見到曉慧，比我想像中還快的，她住進了安寧病房。

「映之，又見面了。」

和我第一次見她的場景很像。一間單人房，她坐在床沿，先生一貫的明快主動，只是，曉慧會說話的眼睛，變得黯淡迷茫了。

「是啊，這段時間，辛苦你們了⋯⋯」

從普通病房移到安寧病房的路，肯定不好走。我們永遠不能真正懂得他們面對疾病、面對死亡的煎熬，只是，常常在簡短的會面裡，也只能化約成一句辛苦了。

「謝謝妳，曉慧都跟我說了。我們之後的每一天，都是好好珍惜著過的。對嗎，曉慧？」

他望向曉慧。

曉慧點點頭，像是天線短路，她幾乎都能接收理解，但都慢動作播放。

我跟她先生閒話家常，她也在旁邊聽著。

聽他說，曉慧確實還是吐得很嚴重。心疼之餘，他發現，曉慧幾乎都忍下來了，只是過程真的太辛苦，而且腫瘤治療仍然不見效，撐了大半年，是曉慧先提出停止治療的想法。

「曉慧那天就是用『我不怕死，但我怕遺憾』開的頭，讓我不想聽，也得聽。她說要停止治療的時候，我說以前的我是不可能讓她停下來的，但我試著改變自己，多一點尊重她，但我還是要她想一想。但她卻告訴我：『我沒有遺憾了。』⋯⋯我知道她的意思了，所以這次不舒服，我們就沒有住普通病房，我們就進來這裡了。但我還是希望，如果病況穩定一點，我們還可以出院回家，再過上幾天我們這輩子都想過的日子。」

「什麼是你們這輩子都想過的日子？」

「說出來，妳不要笑喔，就是『一起吃飯不配電視，一起散步帶上一隻狗，一起睡覺手牽著手』。」

我還是笑了，原來兩頭獅子相親相愛的時候這麼溫馴可愛。

想來他們剛入院做症狀控制，或許休養幾天也就出院了。「不打擾曉慧休息了。我再來看曉慧。」

正當我要推門離開，曉慧輕輕地說：「妳可以抱抱我嗎？」

再一次，我受寵若驚。這麼短的相遇，能得到她這麼樣的珍惜。

「當然可以啊！」

這一次，我抱她抱得更緊了。她的身體好溫暖，好柔軟，靠近一點聞，有一股好聞的北鼻香。

「好好睡個覺，休息一下吧。我明天再來看妳。」

曉慧看來真的累了，沒說話，就沉沉地睡去。

在彼此的擁抱中，記得愛

第一次，我沒預期會再見她。這一次，我沒預期會見不到她。

曉慧在清晨離開了。

聽說，那天晚上，她的病情變化很快，半夜開始喘起來。幾個小時過後，她就離開了。

我知道的時候，好難過好難過。面對著病人動態板子上，她的名牌被抽掉了，我的心好像也空掉了。

經過病房門口，望向裡面，早上清潔阿姨才剛整理過，有護理師正在鋪床。

我沒有辦法去看剩下的其他病人，我直接走到走廊最底端的會談室，就是那個有陽光、有樹影的空間，坐了下來，回想昨天剛發生的一切。我想，這個悲傷的功課，今天換我做了。於是，我寫下了一首短詩，紀念這個相遇。

我是幸福的，
身為安寧心理師，我是幸福的！
在風雨中收穫著，

生命風貌裡最純潔無瑕的片刻，
對話中見證著，
心靈在苦難中誕生。
一切，當我們是在彼此的真實中分享，
寧靜、豐盛而且美好。
我們分享著，
關於生命，關於愛。
苦惱著，在繞個彎想通了，
哭著，有時也能笑著，
在一些閃亮的時刻，我們邊笑邊哭著。
有時無語，卻在四目相接時都懂了！
關於生命，關於愛，
在一個深深的擁抱裡永恆，被身體記得。
在彼此的擁抱中記得愛。

心理師的呢喃

放棄完美的期待，努力回到關係裡經營

曉慧和先生的故事是濃縮了好幾個女性生命的版本。一不小心帶著完美的期待，希望另一半無條件的接納、通靈般的理解，和永不褪色的愛情。為了這個不切實際的期待，常常過度努力卻徒勞無功地經常失望、怨懟，最終走向疏離（當然男性亦然，只是在書寫的脈絡裡，是以女性為參照原型）。

在這個故事脈絡裡，曉慧明明在誤會裡受了傷，卻努力壓抑來讓兩人的關係如常美好，但心中一個沒有說開的小小誤會，卻總是陰魂不散的竄出來，成了現實生活有時候自己都搞不明白的借題發揮，並且可能帶來終身的遺憾。

或許對曉慧和先生來說，死亡是化了妝的祝福，提前並且加速地讓他們意識到關係裡需要改變的地方，還有機會「珍惜著過」一段日子。

我想說的是，希望這個故事裡曉慧「但求無憾」的真摯，可以讓我們都有些提醒，放棄

完美的期待，可以努力地回到關係裡，感受相處質地的變化和不變，讓每一段的相遇可以值得珍惜，用無憾的提醒過我們每一個小日子。

最後，我想謝謝曉慧給我的擁抱。在死亡面前，許多很難說清楚的心情和想給予卻是言語不能及的安慰，都在一個擁抱裡妥貼。

靠身體記憶著一個有溫度的擁抱，融化死亡的冰冷，穿越時空的隔閡。只要想到那個擁抱，一瞬間，她便永生在我記憶裡。

莊姊（上）——臨終時分也可如落英般繽紛

她的身上穿著一件為了生存而長成的盔甲。

莊姊是我們安寧病房的老朋友。她在安寧病房裡進出多次，我們陸陸續續陪伴她已經將近一年半，一年半頻繁地在醫院與養護中心進出，病房裡大多數的護理師都照顧過她。每次大家在忙碌的工作中，聽到莊姊再入院的消息時，都會放下手邊的工作，抬頭驚呼：「莊姊！她還在！」真的不是我們不禮貌，而是莊姊的病情就像她的個性和生命一樣，堅毅得令人嘖嘖稱奇。

每次都能在死蔭幽谷中起死回生，我們每次都以為這次真的要送她走了，但每次都又奇蹟似的活了下來，連醫師查房時都不免驚嘆：「莊姊真是九命怪貓。」近日，莊姊又從養護中心因為感染入院，意識譫妄時的混亂與躁動，加上所有生理數值和身體狀況的變化，都像是生命的時鐘拉警報。此刻，躺在床上無法自主的她，不像她，凡事有主見地近乎固執的個性，才是所有人對她的強烈印象。

如何更細緻體貼地對待一個人？

然而，這樣的她，其實並不容易真正與人親近。你曾經聽過「蝴蝶效應」（The Butterfly Effect）嗎？這是一九七二年美國科學家洛倫茲發表的一個科學現象——「混沌理論」。他如此比喻：一隻南美洲亞馬遜河流域熱帶雨林中的蝴蝶，搧動幾下翅膀，可能造成兩週後在美國德克薩斯引起一場龍捲風。

由於蝴蝶翅膀的運動，導致其身邊的空氣系統發生變化，並引起微弱氣流的產生，而微弱氣流的產生又會引起它四周空氣或其他系統產生相應的變化，由此引起連鎖反應，最終導致其他系統的極大變化。

洛倫茲把這種現象戲稱作「蝴蝶效應」，意思即一件表面上看來毫無關係、非常微小的事情，卻可能帶來巨大的改變。一個人的存在，正如同蝴蝶振翅，每一個人的思考與行為，都不可思議地與周遭的他人相互連動，產生意想不到的影響。莊姊，正是一個這麼美妙又神奇的存在。不容易親近的莊姊，用她的固執與堅持教會了我的一些重要的小事；就像蝴蝶效應，這些看似細小卻重要的道理，卻就此深深地影響著現在與未來的我，引導著我該怎麼樣更細緻體貼地去對待一個人。

莊姊，是個很有明星特質的人。學音樂的她曾在教會服事，也曾在幼稚園當老師，在教會、在校園，甚至在安寧病房都曾用音符為人們帶來美好。

當她還有體力時，會走出病房來到大廳彈奏鋼琴，琴音悠揚音符流瀉，大家都被她彈奏的樂音吸引了注意力。那一刻，我從護理站望向她彈鋼琴的背影，一個倏忽，病房好像成了莊姊的演奏會現場，而那彈著琴的，是上帝派來的傳福音的天使。後來，人虛弱了，手指頭沒力氣了，還是可以信手拈來就哼唱一小段旋律，逗得一旁的我們呵呵笑。看著這樣的莊姊，你便能感受到生命在終點前都還有傳遞能量的能力！

莊姊也很愛美，愛把自己打扮得美、喜歡用照片留下自己美美的樣子。大家一起合照時，她會撥一撥自己的頭髮再拍照。

「這張不及格！」

「不會啊，很好看啊！」

她默默地把氧氣鼻導管拿下，「再來一張。」

莊姊沒有多說什麼，但現場的我們都懂了——**即便是病中的人，我們仍要待她「如常」**。更甚至從這個歷程，我們可以覺察一個人對自我的認同。自我的外在功能可能因病而改變，但也有一些內在的價值與信念是不會輕易被撼動的，這即是心理師可以幫助臨終病人的根據地，穿越軀體逐漸敗壞的風暴，直達每個人心中亙存穩固的大地，那是由自我的認同、生命的意義，乃至於是靈性的本然所共構的磐石。

莊姊的堅持，反映了人們在意自己如何被記住與懷念，每個人都不同。在拍照瞬間，莊姊想要留下的，便是她心目中對自己美好認同的形象呈現。

還有一次，我們要坐輪椅出發去散心。出發前，我發現她太瘦，最小件的病人服穿著不合身，我幫她順了順衣領，讓她不至於走光。隨即，她又示意我們幫她拿透氣膠帶，她要我幫她用膠帶黏起領口，以更加牢靠。

我下意識地撕下一段，拉起兩邊衣領，黏上膠帶，完成。但她一直搖頭。

我心裡嘀咕著：「其他的病人不也這樣固定衣服嗎？」

莊姊顫抖著羸弱的雙手，急著要把膠帶撕下來，一邊比手畫腳地說要把膠帶黏成一個圈。

我弄不明白她到底要幹麼，直到我繼續揣摩著她的需要，才意識到，白色的透氣膠布黏在衣服外面，這並不「尋常」，只是我們都太「習以為常」。

她並沒有責怪我們的粗心，只是如實、努力地表達著她的需要，然而我卻有種再次被當頭棒喝的羞赧。本以為已經足夠體察病人的需要，但在太多的時候，我也被「大家都這樣」的慣性思考給蒙蔽。

於是，我再次把膠帶改良成可以雙面黏貼的形式，幫她黏在兩邊衣領的內側。這次，我倆都心滿意足了。穿戴整齊後，可以出去外面晃悠了。

莊姊又再教會我，**病人是罹患疾病的人，病人並未因病忽略自我形象的在意，我們當然也不能因對方生病虛弱導致無法自我打理、維護自我形象時，便在對待照顧間剝奪了我們對一個人所應如是的尊重**。

莊姊說話很直，有時還帶刺，說到底，是她這個人太真實，從不說違心之論。說到合拍、開心時，我們一起大笑；當妳獲得她的信任，可以臉頰相貼，她會告訴妳鮮為人知的小祕密；但她也會為了不開心的事情，三天不開口跟任何人講話，完全不掩飾她的低落和生氣。

有次入院後的她，悶悶不樂了好幾天，不是不能夠開口說，而是不願意說，最後只有全病房最有長輩緣的黃醫師去看她，她才勉為其難地簡單吐出幾個字，連我也被拒於千里之外。但我也不想放棄，三番兩次地去看她，逗逗她。

終於有一天，來到她病床邊，收起拜訪性的問候，關心她：「莊姊，為什麼這幾天都不說話，是不是什麼事讓妳不開心了？」

這時，她終於開口告訴我，她出院後在養護中心的生活，是如何令她難堪。原來，真誠是把通往心門的鑰匙，才能讓我的關心透過問話來到她心坎。

莊姊：「當我是三歲小孩嗎?!『來來來喔~用筷子夾三顆綠豆進這個盤子裡喔……』我最後只能配合他們啊……」

莊姊一邊抱怨著，一邊模仿著養護中心工作人員對他們說話的口氣，怎麼樣「哄著」他們參加活動，然而心理狀態和執行能力不相襯的團體活動，卻讓莊姊在百般尷尬無奈的窘境下只能配合，莊姊因不願叨絮抱怨，所以才選擇噤聲。

莊姊試著理解，但還是哀怨道：「我知道他是好意，但是這樣講話當我是小孩嗎？我能怎麼辦？我只能配合啊……」

我想，莊姊的哀怨是在敘說一種身不由己。身體病了，但人的心智並沒有，然而在不得不集體設計照顧計畫的養護中心，一個人的存在被迫「降階」對待，那種**看似溫柔，卻隱含著弱化病人**的口氣確實諷刺，因為那樣的溫柔，雖然可能並非有意作態，然而美麗卻不夠貼近的話語，也可以是一把鈍刀，雖不鋒利，卻還是扎心。

迢迢回家路，卻在心的一方找著祂

因為生命裡的種種陷落，讓莊姊的心一度遠離了她的神，也讓她離開了教會的人際支持系統。她盡全力活著的生命狀態，除了堅毅，彷彿同時敘說生命的苦難還沒有找到受苦的意義，她需要向天父上帝要一個答案與安慰：「我的苦，天父阿爸，祢甘唔底聽？」「到底是為什麼，祢要讓我遭受這一切……？」

其實有好長一段時間，即便我們可以對話，對她也有粗淺的了解，但總還是有一種在門外繞，尚不得其門而入的感覺。

相處久了，不難發現，不論是她穿在身上的「直」，抑或是我的「不得其門而入」，都是她曾經在生命中受過傷的心的一種保護，這是一件為了生存而長成的盔甲。

法國神學家葛盧曾說：「當一個人感覺自己剛強，那便是他軟弱的時候。」帶刺的盔甲，是她的保護，也是她的桎梏，自己走不出來，別人也進不去。然而，正因為感知她內在的脆弱、孤獨都是她想要得到回應的苦，這勾動了我想要陪伴的心。

當時，有一位日本的腫瘤護理師Yuki來到我們的馬偕安寧病房進行交流，各職系的同事輪流帶著她參與我們的日常工作，同時間，正值新來的實習心理師跟著我一起見習安寧心理的臨床工作，於是我有了一個發想，碰巧有兩位夥伴可以一起形成一個小型的團體，或許運用團體諮商，減少單一聚焦的壓力，加上一些表達性藝術治療的媒材可以幫助彼此的靠近。

於是，我挑選了一副生命樹牌卡，邀請在場的大家，從各形各色形狀、顏色、姿態不一的樹木牌卡中挑選三張，分別象徵自己過去、現在以及期待中未來的生命樣態。

我們一起用生命樹牌卡敘說自己。在那個敘說中，莊姊創意的將三張排卡堆疊起來代表自己。我們同時驚喜地發現，快速而沒有多加思索的挑選，反而看見貫穿當中的（樹幹）有一個十字，彷若是來自基督耶穌的生命。祂一直都在，而莊姊也從來沒有真正離開。這迢迢回家路，走了一輩子，卻在自己心的一方找到了答案。

她接著說基督是自己生命的主幹，是自己靈性的泉源，而這個泉源讓她在身體的受苦中、生命的受苦中，展現了無比的韌力。面對不遠的死亡，仍像她為自己挑選的第三張牌卡，即便曾經斷裂，卻在最後長得豐盛（樹葉）。

而在一旁的我們，是莊姊生命見證的見證者，一同見證了莊姊從來沒有斷掉過和神的連結。這是我們一同在敘說當下一個好有力量的看見，有著無法言喻的感動！

最後，莊姊望向Yuki挑選牌卡，卡片上有一棵盛開著粉紅花瓣的櫻花樹。

她告訴我們，她的住家前也有一棵櫻花樹。每當櫻花盛開的季節，她喜歡邀請三五好友到家中作客，那是一個在二樓陽台的空間，好友們相聚在一起，享受著櫻花盛開的美好。

她說：「當風吹過，櫻花瓣飄落而下，就像紅色的櫻花雨，好美好美……」

此時，我打開我的手機，從YouTube頻道播放林海的〈櫻花雨〉，隨著莊姊的敘說，音樂和鳴，我們乘著腦海裡的想像，從我們所處的病房空間來到莊姊家門前的那棵櫻花樹下，感受著微風、賞著落英繽紛……此時此刻，我們就是那相互為伴的朋友，共享著當下的美好。

後來，我把這份感動寫成了一首詩，在我們四人合照的相片背後寫上，讓她帶著出院。

莊姊：

如果生命是一棵樹，妳是哪一棵？
如果生命是一棵樹，妳想成為哪一棵？
原來，基督永恆的愛，一直成為妳生命樹之幹。
原來，基督一直都在的澆灌，已讓妳的生命茂枝椏。
我願，妳的笑可以再次燦爛在那天的櫻花樹下，再願，妳永恆的生命可以被捧在手心上。

Love from 映之

書寫至此，再一次憶起莊姊。她的生命在我心中，開成了一朵粉色的櫻花。她的離開卻如同落英繽紛，化作春泥更護花。

心・理・師・的・呢・喃

臨終病人的陪伴

臨終病人的陪伴相當不容易，然而或許可以透過「體貼」兩字的涵義，為臨終陪伴者找到一些方向。

「體貼」是以存在狀態為本的體察與貼近，是臨終陪伴者與被陪伴者雙方及心靈狀態的調頻。心理師透過體貼「體察」病中的各種現象、「貼近」當下的生命狀態。

「交陪」是以人為本的交流陪伴，是臨終陪伴具體作為的部分，心理師透過交陪來「以心交心」，所以心理師的體貼是溫柔、是態度，也是一種方法。

莊姊（下）——離家，是為了回家

「我怕來不及……跟我爸爸媽媽……和好。」

我們每個人，或多或少都帶有原生家庭來的傷。這些傷，大多的時候不是誰刻意要給我們的，或者說，也不是我們想要加諸在家人身上的。只是在家庭受傷後的心情，也往往不容易被自己允許，因為那違反了天性的期待，傷口來自於至親，對自己和對別人都是難以啟齒的，暫且潛抑它到很難被想起的心底吧。

佛洛伊德曾經用「創傷」（Trauma）來隱喻心靈的傷。心靈的傷就像皮膚受傷一樣，受傷後的防衛機制就像凝血，在表面長出能夠保護患處的膜，以防內在深層的傷再度受刺激。但有時長出了皮膚，傷爛在裡面卻不自知，這是為什麼好多人就這樣不覺不察的過了一輩子。

我怕來不及

莊姊，在我見到她的最後一次入院，就是那次我推她去散心的那次，終於跟我談開了她的傷。

我們從她的病房出發，先穿越大廳，她遇到熟識的護理師，還俏皮地跟人家拋媚眼打招呼，但幫她推輪椅的我，看出那些看起來很high的招呼，那是她刻意提高的情緒tone調。

回到我們兩個人的時候，她安靜地坐在輪椅上，問她想去哪裡走走，她說想去一個安靜的地方，於是我選擇了我愛的老地方，走廊底端的會談室。

我把她的輪椅背門，面向窗外，這是一個暫時可以迴避現實的心理角度，望向窗的視野，卻可以無限延伸。我在她右手邊看得到她，也看得到病房狀況的角度坐了下來。

我幫她留意現實，我想讓她可以在只有自己的心靈狀態下放鬆。我幫她掌握現在，我想讓她可以回到過去看看。

她安靜地看著窗外好一陣子，之後舉起她的雙手端詳，說：「妳看，是一雙快要枯掉的手，皺巴巴的。」我也把我的手舉起來跟她放在一起看了看。

其實我不是很喜歡自己的手，以前彈琴，指節很大，後來做事做多了，紋路好多好深，也是皺巴巴的……兩個都說自己的手皺巴巴的人把手放在一起：「我的也皺巴巴的。有人說，這樣的手勞碌命。」

其實，莊姊手的血色和皮膚的狀態，直指著油盡燈枯。我不忍心說破，我下意識說了點別的，但我知道她要說的止是她留意到自己的生命盡頭快到了。

莊姊卻接了下去：「對，很勞碌，一輩子都忙忙碌碌，卻不知道自己在忙什麼，搞得自己好累……妳知道我有躁鬱症吧?!」

我點頭。

「我一輩子都兩端在拔河，自己跟自己拔河，一下這邊贏，一下那邊贏，但到頭來從沒贏過，因為還是不快樂。」把眼睛睜得老大，用她一貫很有戲劇張力的說話方式，表達著心中想法矛盾的拉扯，重覺出不快樂三個字的重量。

「妳知道為什麼嗎？」

「跟妳的家庭有關？」我當然從各路人馬那裡蒐集了一些資料，但每個人都在瞎子摸象，至今還拼不出原貌。

「妳怎麼知道?!」驚訝中帶一點防備。那是她鮮少提起的過往。

「我有聽說啊，但我不知道原委，我倒是想聽妳說說。」

我希望能夠聽莊姊自己怎麼說，勝過故事傳久了之後，多少帶有穿鑿附會的成分。

「我先跟妳說我最近的好了。」有點孩子氣的。

我想，她心中那個孩子，需要慢下腳步才能漸漸靠近原生家庭的傷。

「好啊，妳最近有在拔河的事情？」

「我最近在跟上帝拔河。」上帝大概比所有人更長時間真實的陪伴著這個孩子。

「我跟祂說，可不可以再給我多一點時間？祂不答應我……你看，我這不又住進來啦！我生祂的氣，跟祂討價還價。」

「你跟祂討價還價什麼？」

「我跟祂說：『祢要讓我活久一點，讓更多人見證神啊，不然我不理祢了喔！』」在天父面前，她更可以當那個耍賴撒嬌的女兒。

「祂沒有答應我，但我最後還是會理祂。祂贏了。哈，沒有啦，我開玩笑的。其實，『臣服』的功課我學了一輩子……我愛跟祂討價還價，但祂總在最後證明凡事都有祂最好的安排。

「但我這次，還是要跟祂拔河，因為我很害怕……」

「怕什麼呢？」

「我怕來不及……跟我爸爸媽媽……和好。」

這是我第一次親口聽她提到家人。

當愛帶有期待

「妳跟爸爸媽媽怎麼了嗎？」我小心翼翼地碰觸她的舊傷。

「我們家都生女生，我是長女，我父親說把我當兒子養。他對我要求很高，我們家沒什麼錢，卻送我去學鋼琴、學畫畫，我也好像比家裡的妹妹們得到更多資源。我知道我不一樣，我也把自己當男生，但是我怎麼努力都達不到爸爸的期待，他總是把我拿來跟別人比，也跟自家姊妹比。小時候，我真的非常想要做好，想討他開心，但是我每次跟他說我做了什麼我覺得很不錯的事情，他只會說：『喔，妳這樣就滿意啦！我看妳怎麼這麼沒用，這麼沒志氣……我們姓莊的，怎麼出一個妳這樣的……』我只要聽到這句話，就把我想說的吞回去……」

原來莊姊的好強和倔強，是帶著爸爸對她的期待。

「他的每一句話，每一個字，深深地烙印在我的心裡，我用力想忘記，反而更忘不掉，一輩子跟著我……每次我做了什麼，我本來覺得應該不錯吧，但他罵我的話，一字一句又會回到我的腦海裡，酸言酸語諷刺我，讓我覺得我很爛，再怎麼努力都很爛，別人應該也覺得我很爛。」

爸爸的話語，就像她心底的陰影，揮之不去。

「我恨我父親，也恨自己不是個男生……真的！他讓我一輩子都活在他的陰影裡。我對我自己是個女生很自卑，卻又不服輸，總是對自己雞蛋裡挑骨頭，就像他對我一樣……」

我只能深深地、深深地嘆息。想著若我只是個孩子，我該如何消化這一切？而且**爸爸的期待已經被她內化成自己的教鞭，即便爸爸不在身邊，自己都不放過自己**。

「那妳媽媽呢？沒聽妳提起她，她在妳和爸爸的關係裡有扮演什麼角色？」我問。

「媽媽……是沒有角色的角色。小時候我很氣我母親，我曾希望媽媽是不是能替我說話，或是幫我……任何什麼不要讓我爸那樣說話的事情都好，但她是個極度傳統的女性，對丈夫百依百順，從來不曾為了我反駁我父親，任我父親說著尖酸刻薄的話……我對她也很失望。」

嘆了口氣，繼續說：「但比起我爸，我還是比較能理解媽媽。畢竟過了這麼長時間，我也想了她的處境，那個年代的女性，我們的信仰，都要她順服她的丈夫，她或許不是替我出頭的媽媽，但至少是個稱職的太太。」

理解，終究是原諒的種子。

敘說，讓自己聽見自己的心聲

「所以妳離家了？」

這倒是我知道的，聽說她是為了跟家人關係不睦，離開家。這麼多年來只有幾次回家，剩餘的時間，都像是在流浪。

「對啊，我離家了。為什麼呢？因為覺得不被愛吧……他口口聲聲說為我好，可是卻把我嫌得一文不值。長大後，有一次我爸罵我之後，我頭也不回離家出走，當下只是賭一口氣，後來……我也不知道要用什麼理由再回家了。

「我住在外面，也到處搬家，卻很少回爸媽家，以前吧，曾經天真想過我再回家時，我爸會不會不一樣，結果每次回去我都只是再失望一次，乾脆不要回家。現在想想，我在外面做了那麼多事，走了那麼多地方，**我就想證明給他看**，我不是像他說的那麼爛，**我可以撐得起莊家！**」

說完這句話，好像把她多年來一直都悶在心裡，卻沒有辦法真正被自己意識到的原因從陰影提取出來了。

她又舉起她的雙手，看著手說：「一晃眼，幾十年，到現在，我都這樣了，還是……一事無成。這樣的我，想回家也沒有臉回家啊！」

欲振卻又乏力的拉扯，一直反覆出現在她的生命，正是一種自己跟自己的拔河。

莊爸把繼承莊家的期待，放進了莊姊年幼的心靈。她離家背著的行囊，是一個家族傳承的重量，於是長成了這個堅強且要強的她。

離家本是想證明自己可以，卻怎麼樣還是都長不成自己滿意的樣子，因為所謂「滿意的樣子」，必須由父親的認可和讚美後才能達到。

「這麼多年，好像也習慣了，只是這次住院提醒了我，接下來就算我想回家，可能都回不了家了。所以我才想，是不是……該是跟他們和好的時候了，而且這一次是我對不起他們……要讓他們白髮人送黑髮人了……」

「莊姊……我不知道妳會不會心疼妳自己，但我真的心疼妳。聽妳的故事，我好像看到一個女孩子，她有小小的身軀，卻有大大的影子。她一直想成為影子那般堅強壯大的樣子，卻不管多麼努力、辛苦，心裡那個小女孩，還在等待爸爸媽媽的認同？」

她眼睛仍然睜得老大，沒眨一下。是不是這樣，就不會失守已經淤積在眼角將要奪眶而出的淚？

她轉頭再度瞪大她的眼睛看我：「妳知道有一種感覺叫做不知道自己有什麼感覺嗎？……

這就是我現在的感覺，我不覺得心疼，我也沒有覺得我堅強。說老實話，我也沒有覺得我很努力，我更不想承認，想要得到我爸的認同，可……還真被妳說對了。我常常作一個夢，在夢裡面，我還是個小孩，仰頭看他，在夢裡，他會對我笑，然後摸摸我的頭……雖然夢裡什麼話他都沒跟我說，樣子也很模糊，但是我現在回想起那個夢，還是能感覺到夢裡的我有多滿足。

「可是妳知道嗎？每次睡醒只剩下更大的空洞感。我告訴自己，我不在乎……這樣的我，是不是很可悲？」

垂頭喪氣的，心裡那種無以名狀的悲傷，瀰漫占據了整個空間，我幾乎不敢呼吸，我也強烈地感受著那「不知道感覺的麻木感」，但在麻木的表層底下，一直流不停的眼淚，卻替她說出了心底呼之欲出卻渴望愛的自己……繼續對話吧，至少讓她憋在陰影下的，可以出來透透氣，尤其是被自己聽到。

「我以前覺得我很恨爸爸，到現在也還是說不出我愛他。我也以為我離開了家，就可以遠離心裡那種非常煩躁、不知道該怎麼辦的感覺。可是……說了這麼多，我第一次發現我從來沒有一刻不在沒有他的狀態下活著。或許就像我的夢，我只是想要他拍拍我的頭，說『妳很棒』。原來我離家幾十年，是為了長成爸爸喜歡的樣子，這樣才可以回家。」

莊姊終於可以親耳聽見自己的心聲——「離家，是為了回家」。

如果得到父親的認可，辛苦都只是過程

「但是，我還是覺得他們欠我一個道歉。」

這個心願再真實不過，因為得不到愛，所以產生怨。在能道愛前，還需要一個道歉。

「我懂，妳期待父親可以看到妳的努力，也可以看見妳因為他受的委屈。如果得到他的認可和道歉，妳會覺得這輩子的苦或許都有了意義。」我說。

「那我就不會覺得是辛苦啦。我會說，那都是過程。」

離開家幾十年了，幾乎沒有回家的她，平時唯一聯絡的家人只有妹妹：「我最近一直請我妹妹跟他們聯絡，可是我妹那邊都沒有消息。妳看我的手機。」

她給我看LINE，這兩天發給妹妹的訊息沒被讀，也沒被回。雖然嘴上說得硬，但實際上聯絡不上時，內心卻如此焦急。

可是，那天之後，莊姊的意識狀態越來越差，常常出現譫妄的現象，睡也睡不安穩，醒著的時候卻又焦躁不安。醫師用了點藥物幫助她可以安靜下來，但卻睡得越來越長了。

不再迴避自己真正的困難

星期三，是團隊大查房的日子。大隊人馬走近莊姊的床邊，她睜開了矇矓的雙眼，看著眼前的這些人，露出了不解的表情。

黃醫師趕緊拍拍她的肩，讓她可以跟此時此刻接軌，也對她說：「莊姊，早！今天是團隊查房，來了一大堆人，把妳吵醒了！」

「噢，黃醫師！早安。」

她認出了黃醫師，搓揉眼睛說：「你們這樣這麼多人來，又沒通知我一聲，我還沒刷牙洗臉整理好，很醜、嘴巴很臭耶，怎麼好意思。」

聽到這裡，大家都笑了。大家認識的莊姊回來了，那個說話直接卻有自己的莊氏幽默的莊姊。

「噢，拍謝拍謝啦，不然我們先出去，讓妳打理打理，待會兒再過來。」

黃醫師靦腆的表情，真的覺得打擾了她。

「唉，跟你開玩笑的啦！有什麼問題趕快問一問～」說完，眨了她的大眼睛。她的俏皮，化解黃醫師的尷尬。

「要問妳好不好，有沒有哪裡不舒服，要我們幫妳調整的？」黃醫師湊近，很是關心地問。

「住在這裡哪有不好的。你看我不是睡得很好，一直都在睡，跟小豬仔一樣！還有人照顧，噓寒問暖，很好了！」

不知道已經昏睡多時的她這時候怎麼如此精光，知道自己都在睡，還開了自己一個小玩笑。

黃醫師也莞爾一笑，本來想沒事要離開了，突然被莊姊叫住：「黃醫師，謝謝你把我的身體照顧得很好，你剛剛問我有沒有不舒服，我……想請大家看能不能幫忙，我也有請社工幫我聯絡我的妹妹，我……我想回家看爸媽。」

莊姊，這回不用開玩笑的方式迴避自己真正的困難，她開口尋求幫助。

成人之美要美得其時

阿婷是病房社工，莊姊也是她照顧的病人。她總是先一步幫病人想到，也很站在病人的角度，幫病人解決問題。每每在工作上跟她討論病人，都折服於她對病人家庭動力的洞悉，跟她一起照顧同一個病人，總能拓展我看待事情的視野，也有說不出的安心。

聽到莊姊提到想要回家這件事，站在後方的她，馬上把身體從人群中側了出來，出聲說：

「有的，我有聯絡上妳妹妹。妳這幾天比較嗜睡，還沒跟妳討論。不過因為妳現在的身體狀況不適合回家，所以我跟妳妹正在討論是不是要請妳家人來醫院看妳。這樣好嗎？」

「是喔，妳有聯絡到我妹……我不能回家喔……那可以請我爸媽來嗎？」

莊姊因為不能回家有些失落，但隨即很果決地表達她的需求。

「好，我留下來跟妳討論一下時間。」阿婷也很明快地回應了。

阿婷的效率快得驚人，早上才談好，就已經約好讓莊媽媽下午來看她。

阿婷也不諱言，莊姊的時間不多了，若要成人之美，還得要美得其時。

和莊媽媽相約下午三點半見面，我提前了一點點先到莊姊的病房，確認莊姊的狀況，看有沒有我能看頭看尾幫得上忙的地方。

我到時，莊姊還是昏昏沉沉的，我拉了把椅子，在她床邊坐了下來，陪她，也享受秋天午後的一方寧靜。

生命中的兩個父親

在這個安靜的時刻，我細細回想著和莊姊相處的點點滴滴。記憶很鮮明的，莊姊在生命樹牌卡的活動，覺察到自己對上帝的情感，那個曾經負氣離開卻其實不曾遠離的意象，好像跟她這次跟我談到對父親的，有著雷同的情感歷程。

我想，除了在靈性上的信仰，上帝父親的形象，也是讓她可以把對爸爸那裡得不到的愛，投射到上帝身上，寄託著一份年幼時渴望父親無條件的愛的心情。

曾經對上帝生氣、不滿而離開，考驗著上帝這位父親到底能不能對她有無條件的包容，然而，最終她看懂了上帝在她身上的安排，從來沒拋棄她，而她心中對自己的父親，也生過氣、離家過，如今，或許在那次我和她的談話裡，可以稍稍幫助她碰觸這份影響她許多卻沒有處理的情感。

我是欣賞莊姊的，她的這一生都在走一條修復關係的辛苦路，即便她一路跌跌撞撞，但也從未放棄跟上帝和好。

如今，她的臨終心願就是可以回家，同樣沒有放棄跟爸媽修復破碎的關係。

結，也綁在莊媽媽心上

竹圍靠淡水河邊，地理位置又在兩山之間，靠近淡水出海口，氣候潮濕，也比台北其他的地方容易下雨。入冬前的秋天，空氣裡濕冷的涼意有種預告之感。若是在天黑前能夠看見陽光斜斜的灑進病房，總是安撫我因為天候而來有些悲戚的心情。心思剛好流動到這裡，一道陽光隨著時間的移轉，剛好落在我的身上，把我從剛剛的思緒裡拉回現實。

莊媽媽準時三點出現在病房門口。身穿旗袍、繡花包鞋，銀白的頭髮梳了一個低髮髻，用一個垂吊著一顆深綠玉色的髮簪簪著。臉上上有細緻好看的淡妝，該有的眼線、眉色、唇彩沒有一個落下，散發著非常非常中國味道婉約女人的氣質。

莊媽媽走近莊姊的病床叫了她一聲小名：「阿芬～」

我從來沒聽過有人這樣叫她，媽媽叫喚女兒的聲音和名字一出現，莊姊不再是姊，她是媽媽的女兒──阿芬。

阿芬睡得迷迷濛濛的，莊媽媽連叫了幾聲沒醒。

我本來想上前去拍拍她，莊媽媽立即按住了我的身體，搖搖頭說：「沒關係，讓她睡。」

這句話，讓我想到我媽媽。以前國高中升學階段，課業壓力好重，體力不好的我回家沒有辦法像其他同學吃飽飯後就可以開始溫書。我常常在飯後，躺在沙發上小睡一下，每次睡個幾十分鐘睜開眼，還是覺得好累，嘟噥著說：「我好想睡……」

我媽媽幾乎從來沒有硬是把我叫醒，她也會跟我說這句：「沒關係，妳再睡一下。」她總是在意我當前身心的需要大過我課業的表現。

所以當我聽到這句話，雖然短短的，但我知道這完全就是一顆當媽媽的心，即便自己大老遠轉了好幾次車來到這邊，好不容易見到女兒一面，總是期待說上兩句，但媽媽還是會以孩子的需要為需要。這樣的母親，理應不是壞媽媽，或許，是在那個時空背景之下的傳統台灣婦女，總是以先生為重，以孩子為先，然而在孩子和先生之間，女性的角色人微言輕，很難顧及兩全。

我問莊媽，莊姊在她心中是怎麼樣的女兒。

莊媽媽的聲音不大，她用著非常文雅的台語很是溫柔地說：「阿芬是一個很乖的女兒……打從小什麼事情都自動自發，自己打點得很好。但也很要強，如果沒有做到自己滿意，就會很有情緒。不過，她的情緒臉上看得見，卻又都放在心裡，幾乎從來不跟我們說……」

莊媽媽嘴裡的阿芬，跟我認識的莊姊，沒有太大差別。

「她跟她爸爸其實很像，都是一張硬牛皮。她爸爸把阿芬當兒子養，他嗓門又大，每次跟小孩說話就是難聽話。阿芬冉難受，也只是轉身去她房間……問她怎樣都不說。我看著也很不捨，但是啊……我不能在先生教小孩的時候跟他唱反調，可是每回他忍不住說難聽話，那個晚上睡覺就會一直翻來翻去睡不著。我問他怎麼了，他總是不說，可是我知道，他看到他女兒難過，他也不好受。我知道他的脾氣，我只跟他說：『下次說話好聽點。』」

性別的刻板與框架，深深地影響著這家人的關係。

我：「莊媽，妳知道莊姊後來離開家，是因為莊爸爸跟她說的一句話，她很受傷，放在心裡到現在，一輩子過不去嗎？」

莊媽媽的表情很複雜，很想要說點什麼，但是欲言又止：「我一直都知道……都怪我，是我沒生兒子、是我沒有保護她，讓她受委屈了。」

看來，她是知道的。這個結，不是只有在莊姊心上，其實同時也在媽媽心上。

這個看起來溫婉的女人，把苦往肚子裡吞，成全著所有人。

回家——媽在哪，家就在哪

「莊媽媽，妳不要哭……妳這樣，莊姊會捨不得……」

莊媽媽泣不成聲，低下頭頻頻拭淚。

就在這個時候，莊姊眼睛打開了，用台語喊了聲：「媽媽，哩來了喔！」

「嘿啊，我們把妳吵起來了？」她用早已經濕透了的手帕再抹了抹臉。

「沒啦，沒關係……哩咧哭？」莊媽媽的淚一時停不下來，被女兒看到了。

「沒啦，沒關係……」莊媽媽的回答，跟莊姊的答案一模一樣。

雖然她們好久不見，也只有短短的對話，還是不難發現這一家人的慣性默契。他們面對自己的心情以及他人的關心，都用同一種方式在面對，那就是**『把悲傷留給自己』**。然而，她們沒發現，**這樣自己不會比較好，對方也不會更快樂**。

「阿爸咧？」莊姊沒看到爸爸來，還四處張望了一下。

「妳應該有聽阿如（妹妹）說，妳阿爸中風，腿腳不太方便就沒有出門……他知道我要來看妳，他還特別吩咐我給妳帶妳喜歡吃的那家水晶餃來。」

「喔，他記得我愛吃水晶餃……」看得出她驚喜同時又不太置信的表情。

「阿芬，我知道妳氣妳爸爸，也氣我……」吸了一口氣，本來要說些什麼，又吞了回去。

她還是沒替自己辯說什麼，反而先替先生跟女兒求情：「阿芬，這兩年，妳爸爸中風後有的時候有點番癲，一件事要多說幾次，新發生的事情常常不記得，倒是記得以前的事，常常拿起來唸，最常唸到的就是妳……這些年，我跟妳爸爸，不管何時都很想妳，不知道妳一個人在外面好不好……妳都不知道，那一年過年妳有回家，妳爸爸有多開心……？」

看得出她有多麼希望代替先生求得女兒的諒解；對莊媽媽來說，以和為貴、家庭和諧肯定是她最大的心願。

「那怎麼可能？我回家，他還不是都講一樣的話……哪有什麼改變？」

大概是想起了那年回家的情景，莊姊不領情的情緒上來了。

感覺到女兒生氣了，但或許真的很難替先生辯解什麼，情急之下，不知道該怎麼辦的莊媽媽又急哭了：「阿芬……是媽媽對不起妳……我代替妳爸爸跟妳說對不起，好嗎？是我不好，沒有生男生；是我軟弱，沒有站出來為妳說話；是我不好，我不知道怎麼安慰妳；是我不好，我沒有積極去把妳找回來；是我不好，怎麼到現在才來看妳……女兒啊，妳受委屈、受苦了……媽媽不甘啊（捨不得啊）！」

莊媽媽幾乎是把她這幾年來想對女兒說的話，哀求式地說了出來。然而，當太太的她沒有怪先生、當媽媽的她沒有怪女兒，在這個媽媽心裡，對這個即將逝去的女兒，只有無盡的不捨與心疼……

「媽媽，妳毋通這樣講。不是妳不好，真的，是我太倔強……沒事了，都過去了。」

在心裡拔河了一輩子的莊姊，雖然沒有爸爸的認可，但或許，認不認可只是一口氣或一個形式，是那口氣讓她活到現在，需要認可的背後是需要證明自己值得被愛，可如今，道了歉的媽媽，讓她要生氣沒有了對象。**有了媽媽的心疼，可以當回有人愛的孩子了**，如此，便不再需要患得患失地去印證自己存在的價值。

「是我不孝，要讓你們白髮送黑髮……」這一次，是她要面對自己要比父母親先走一步的內疚與哀思。

「傻孩子，毋通這樣講。妳還有很多時間，我和爸爸等妳回家。」

「好……等我回家。回家，是我一輩子的願望……」

「我好累，我睡一下，好嗎？媽媽……妳能在這裡陪我一下嗎？」

講了好一陣子的莊姊，看上去累了，講話聲音也氣弱了，又回到有一點迷迷濛濛的狀態，呢喃地像孩子般對媽媽提出請求。

其實莊媽媽是有為難的，她看了看錶，先是說：「現在已經五點多……我還需要趕車回去給妳爸爸弄吃的……」

「拜託一下啦，就一下就好，妳都不能陪我……」

已經累得在半夢半醒間講話的莊姊，有點生氣的口吻跟媽媽討價還價。是的，也就是這口吻和討價還價，彷彿讓她重新當一回那個可以任性的女兒。

「好啦，我等一下打一通電話給爸爸，說我會晚一點，我搭再晚一班的車回去。妳睡，我在這裡陪妳。」

這次，莊媽媽也選擇先推辭先生的事情，為女兒勇敢一回。

沒等莊媽說完，莊姊的眼皮已經闔上，沉沉睡去。

莊媽媽俯身去幫女兒拉被子，理了理她的衣服。最後，順著她的胸口拍了拍，安撫她睡……

我的眼前，是一位有銀白髮絲的高齡母親和一位不久於人世的女兒，我幾乎沒有語言形容這個既美好又悲傷的畫面，但最讓我動容，把這個故事留在心底的，也正是這一幕。

一位家庭治療師努力，卻不一定能修補好的家庭關係，因母女倆的連結、對話、道歉與相伴獲得療癒，而這輩子的悲歡離合好像都在母親搖籃般的涵容之下被消弭，即便莊姊最終沒能回到家，但媽在哪裡，家就在哪裡……不是嗎？

心・理・師・的・呢・喃

死亡的益處

心裡的受傷往往不是「克服」得了的。那些克服不了的傷，就姑且稱它作陰影吧！

生命是很奇妙的，我們常常自認為很獨立自主地選擇自己的道路，卻往往不由自主被心裡的陰影牽動，下意識驅使我們的選擇、影響著人生的方向。

然而，死亡是有益處的。因為看得見的終點讓我們覺察生命的有限，終於緩下腳步，把往前伸展的意志退向內在，觀看自己。

在死亡之前，內在心靈的活動變得活躍，曾經被壓抑的，會破繭而出。死亡也讓我們轉向過往，一生的恩、怨、情、仇鮮明地無處躲藏，或許是如此，在自我休止前，鮮明而強烈的情感敦促我們行動，而所有行動的想望不過是想把過去的陰影帶到陽光下，讓關係被修復。其實，人要的不多，只要有人能懂，便可以對自己說聲：「沒事了，都過去了！」當感受到被愛時，那便是心有家可以回的時候了。

阿爸ㄟ青春夢

「乾脆來死一死啦！」或對醫生嗆聲：「啊不會開刀就說啊……」

某天，我去看一個六十出頭歲的男病人。進病房前，我聽說他是個脾氣很大、態度很差的病人，心情不好就把：「乾脆來死一死啦！」放在嘴邊，然後在醫生查房時對醫生嗆聲：「啊不會開刀就說啊……」這種沒禮貌的態度惹毛了一向脾氣很好的主治醫師。

其實，看了那麼多病人之後，聽到了這種交班內容，我不再像以往，要不跟著生氣，要不擔心待會兒進去病房會不會也被轟出來。

我非常同情醫護同仁面對這種病人的難處，嘆了口氣，我跟護理師說：「唉，就是有這種病人，很喜歡把自己弄得很不討喜……」同時也想傳遞一個訊息是，病人的表達方式確實不討喜，但有沒有可能是什麼原因讓他會選擇用這樣破壞關係的方式，做如此激烈的表達呢？凡事情有可原，**病人的壞脾氣也有它的源頭**。

護理師聽了我的回應，也軟下了口氣說：「也是啦，但他常常說要死的，不知道是真的假的，聽了真讓人擔心……」

我給護理師一個笑容，先讓她心安，也告訴她：「我知道了。我先去看看他吧！」先安頓護理師的心情，也是我在醫療現場的心理工作之一。希望在良好的醫病及護病互動下，病人也能獲得最佳的就醫經驗。

有趣的是，看完病人踏出病房時，腦海中突然響起了一首好久不曾想起的台語老歌〈純情青春夢〉，而且是「音樂磁場」翻唱的那個版本。

「阮也有每天等　只怕等來的是絕望，
想來想去　抹凍辜負著青春夢　青春夢，
不是阮不肯等　時代已經不同　查某人嘛有自己的願望」

歌詞的內容跟病人的故事內容不完全搭得上邊，但演唱者孫建仁用男性的聲音，唱出這首以現代女性思維在情感追求與抉擇上的兩難，讓我連結到這個病人的兩難。

眼前的這位男性，是這個家的經濟支柱，也是孩子、妻子的照顧者。他在求醫治療和照顧家庭的分身乏術中，出現了兩難，一直沒有辦法如期進行手術，則讓他相當焦急。

探視後，走出病房。他在我心底的形象已經不再只是個男病人，而是一位為孩子將來擔憂的父親、放不下太太的丈夫，以及懷有環島夢的男人。若能多花一點心思，了解彼此在溝通中顯現的情緒、脾氣背後的「脈絡性」因素，就可以提供雙方一種更具同理心的理解。

去看他的時間剛巧是接近中午，他坐在床邊吃飯。便當是他在醫院巷口自助餐夾的飯菜，裡頭有菜、有肉，還有一大尾魚。

心忖著，這樣夾菜大概花了他不少錢吧……他剛剛才告訴我，家裡只有他在工作賺錢養家，不曉得病中必須暫停工作的他，金錢上的用度是怎麼安排的？

正當我在好奇，他說著說著就說到，前兩天發脾氣，是因為他好生氣，氣自己的身體沒有抵抗力，怎麼每當到了即將可以去開刀的當口，身體就莫名的發燒，需要先用抗生素治療，暫緩開刀。以至於從診斷到現在，已經有多次因為這樣的「空轉」，磨耗了許多時光，但終究沒有辦法進行手術及後續治療的安排。

就長在面頰上的腫瘤，一天天的長大、腫痛，都彷彿是個警訊，加深了癌症對他的威脅，害怕不趕快開刀切除，會不會就來不及了……？

醫病關係在醫療長跑中，很有關係

確實是有些對醫療的認知落差存在他心中。誤以為，只要在開刀前用普拿疼退燒，不要發燒就好了嗎？為什麼醫師不願意這麼做呢？帶著鑽牛角尖的想法，負面情緒如骨牌一般，推倒他的理智，開始怨天尤人怪醫師。

病人的個性，還有他在面對壓力下的回應風格，若都是這種被動式攻擊（passive aggressive）式的語言（註），當然會惹毛已經為他想盡辦法、盡心盡力的醫護人員。

先不論醫療上的認知落差怎麼溝通、處理，一個男人，從一家之主變成手無寸鐵般的無助，一種「情何以堪」的心情，讓他顧不得分際地發了頓脾氣。

醫病關係也是種人際關係，然而醫病關係不是個允許不開心就分道揚鑣的草率關係。在需要「醫療長跑」的重大疾病裡，醫師往往就是這個被病人和家屬期待能治癒和幫助的權威角色，醫病關係很容易在病人心理發展成一種依附關係。

在病中身心脆弱的狀態下，在心理上很容易對著象徵著醫治、照顧能力的醫者，產生更大的依賴，並賦予更高的期待。

在多次天不從人願的失落中，最後倒楣的往往是那個背負原罪的醫者，成為病人口中不負責任、不用心的那個「壞人」了。

把對病人評價式的觀感放一邊，心理師走進病房，也是在為了病人與醫療團隊建立一個互信、互助的雙邊橋梁。

他連珠炮的抱怨，在情緒的承接中漸漸緩和了下來。

等聽完他的抱怨，我回問了他：「你說你都在白白等待，難道在這當中，醫生什麼事都沒為你做嗎？」

思考間，病人的眼神好像從過去來到了現在。我猜他回想到了這段期間，讓他覺得空轉的等待，並不是醫生刻意造成的；甚至為了鼓勵他，也預備他下一次可以順利開刀，醫師更是給足了最大的誠意。

病人說：「有啦，吳醫師有跟我說：『不管如何，我都空出了時間，並且安排了刀房，希望你後天能順利開刀！』」此時此刻，他的眼睛裡有了光彩。

而他確實也不是個只懂抱怨而無所作為的人，他在情緒風暴過去後，願意努力振作。

他指著便當，告訴我：「你有看到這尾魚嗎？」嗯，就是我剛剛第一眼在他便當裡看到的。

他自言自語般地繼續說著，「這一個便當不便宜捏，可是不吃營養一點，怎麼增加抵抗力，到時候後天要開刀又發燒，怎麼辦？沒辦法啊，我就是要努力吃，讓自己勇壯起來。一定要開刀啊，不然我孩子、老婆還靠我養咧……」

離開前，我握了他的手，幫他加油打氣：「希望我下個禮拜看你時，你已經順利開完刀嘍！」

他沒直接回應我的問題，而是告訴我他的夢想。

他說：「不論這個病會走到什麼結局，我會這麼努力想治療，也是想完成我年輕時的夢想。結婚、生子之後，沒真正休息過一天。生了病，也才有時間為自己多想一點。如果有一天，希望身體穩定點，可以放下手邊的工作，到台灣各地走一走，為自己過一點日子……」

所有的情緒背後都有個可被理解的原因，所有的苦難背後，也都有個祝福。不論這個男人到最後是否能完成「阿爸ㄟ青春夢」。這個病，甚或也逼著他有一個生命上的停頓，帶來一些不一樣的改變。

不再只是為家人而生活，而是珍惜日子的寶貴，讓生活事項的待辦順位重新洗牌，為自己，多留一點時間。

心・理・師・的・呢・喃

「情緒變化」與「情緒化」不同

身為心理師，對於情緒的自然與展現抱持著正向的態度，然而想提醒癌友的是，「情緒變化」與「情緒化」是不同的！當情緒起伏過大，反而會成為人際間溝通的絆腳石。醫病關係的好壞，是癌症治療過程中影響就醫感受的重要經驗。留心造成自己情緒變化的原因，就可以大幅避免因為情緒化而造成的溝通誤會喔！

註：以一種聽起來中立且無害的方式對他人進行侮辱和侮辱。

浪子回頭後的天堂路

犯行累累的早年，讓他在牢裡蹲了四十年。

在醫院這個場域裡，不單只是上演一個人的生、老、病、死，重病以及臨終，還提供一種近似於凸透鏡一般的視野，讓人聚焦、放大地看見人生百態。

這種近距離的視野，看見人性本然具有的善惡，卻也可以某種程度的降低善惡、是非的二分，通過深度理解來到故事的脈絡。

這讓我聯想到之前有一部引領話題的台灣電視劇《我們與惡的距離》，透過大數據分析而織入大量社會議題，劇情敘述的展開方式，也提供惡人惡事的人生細節。此時，從不同的「距離」中，先會產生從不同角度看待事情的矛盾的意象，漸漸地，卻可以從中得到一個客觀的現實。

雖然無法抹滅那些惡事帶來的惡果，但我們會對原本的惡人惡事多了一層「情有所原」的理解，還有很多時候，在去汙名化的中性還原後，惡人惡事的背後其實藏著令人鼻酸的洋蔥。

用大半輩子的心牢，還一時糊塗的債

自我有病房工作記憶以來，我曾經參與了好多位「回頭浪子」的病後和臨終。這些回頭浪子們，有著不同的「角頭」人生。

我們相遇時，他們都離那段放蕩的日子好遠了，但是他們都一樣，一輩子都為自己曾經的所作所為付出代價。他們的故事從來都不只浪子回頭那麼簡單；如果可以，都想抹滅自己犯罪的那幾年的記憶，可惜誰也做不到，青春沒了就沒了，但後悔終究會縈繞他們一生。

曾經有個回頭浪子在我見到他時，已無年少猖狂的狠勁和體魄，然而在他羸弱的體態下，戴著一頂已經舊了的亮片黑色紳士帽，他穿花襯衫，戴著反射螢光橘色的墨鏡，還有幾乎罩住全臉的外科口罩，這些都與他八十七歲的年紀有著強烈衝突感。

白了頭的浪子早已回頭，然而放蕩一時的他用一輩子的人生來還。出獄後的他，彷若成為一個沒有姓名、沒有過去的人。出獄不但沒有重生，走入人群後，為了避免異樣的眼光和標籤，他把過去緊緊地、狠狠地封印。

他在自己心中設下的監裡坐牢，在裡頭的自我究責，比有形的監牢還要狠。犯過錯的自己，不只社會難容，也難以被自己接納和認同。巨大的羞愧感化為一身衝突的打扮，下意識地，他把自己用帽子、墨鏡和口罩徹頭徹尾地密封，如此深藏不露，**是自我與外在，也是內心的隔離**。

這樣煎熬的他，沒有真正在心裡邊擁有過自在舒坦的日子……

他對我說：「跟妳說一個祕密……」

他低聲地說著他角頭人生的開始，就有如茄子蛋樂團在〈浪子回頭〉這首歌的歌詞描述的：「佇坎坷的路騎我兩光摩托車橫豎我的人生甘哪狗屎，我沒錢沒某沒子甘哪一條命朋友啊逗陣來搏」橫豎都是破爛命，一些少不經事的友伴義氣，鬥陣拚搏成了理所當然。

他犯行累累的早年，讓他在牢裡蹲了四十年。一個善良的歹囝轉眼白頭的失落，比「少小離家老大回，兒童相見不相識」的落寞，似乎還沉重了一些。

孤獨的課題好像還沒完，上了年紀出獄，無一技能又身無分文的他，只能在國家安置單身老人的機構裡，又待上二十幾年。

自卑的他，幾乎是我遇過最「無語」的病人，但他的情感豐富，隨著談話湧動著，顯而易見。

在一次的會談裡，正如以往，寡言的他在我的邀請之下，說說他在機構裡的生活。

在機構裡，老人們吃飽飯後會聚集在交誼廳看電視，大家共同的偏好是楊麗花歌仔戲。他說到最印象深刻的那個片段——「王寶釧苦守寒窯十八年」，剛說完，下一句話還在嘴裡，淚珠已經豆大地滴落下來……

我再接續問了一些，他含糊地說了一些，然而我不再試圖無益地提問。有那麼一瞬間，我也窘了。我明瞭了那些說不出來，以及無法聽明白的，是他那蹲在牢裡錯過的、辛酸的、苦楚的……一輩子，如何壓縮在三言兩語？那些沒辦法用話語都說清楚的，眼淚好像都替他說成「一切盡在不言中」。

卸下「我有罪」的包袱

他在離開機構前，有了一個機緣，聽到真耶穌教會的教友向他傳教。每個周六，他都會到教堂，聽著經文和牧者的講道。這是他一個禮拜一次的心靈救贖。不久後，他在外雙溪的溪水裡，真正受洗為基督徒。

他說，大自然的溪水浸透了他、流過了他，也洗淨了他一生的罪孽。自那天起，他真正有了一個新的生命。

他的眼神和肢體，在敘說到這裡時放鬆而柔和了下來，就如同他背負了一輩子的「我有罪」的包袱可以卸下來，生命於是輕盈了。

我也是後來與他談著談著，我才更加體會，垂暮之人的靈性需求是如此的迫切；受洗為基督徒的意義中，「被原諒」進而能「原諒自己」，這不只是心理層次的，也是一個靈性的信念。因著罪愆被原諒，他不再有百年之後墜入地獄深淵的恐懼。爾後的每一日，有自在活著的依據。

關於幸福

相信多數的馬偕人都知道在竹圍院區有一台福音祝福機。當生活、工作困頓時，我會來這裡抽一張籤詩，想知道上帝怎麼回應、引導我的困頓。有時我也會抽一張籤詩，用神的話語展開一天。

有時候經文會重複，但同樣的話語，總能夠在不同狀態的領悟下，有不同的功效。它真的就像基督教版本的籤詩，是許多馬偕人的心靈食糧。

這天，要去看他之前，我刻意繞到了福音祝福機前，抽一張籤詩給他。「你會指示我生命的道路，在你面前我滿有喜樂，在你身邊，我有永遠的幸福。」──《詩篇》十六篇十一節。

從小在艋舺長大的他，台語幾乎是他的唯一語言，於是我一字一句用台語轉譯了詩文。雖然腔口不道地，但真心誠意還是多少讓我的破台語瑕不掩瑜。

我們在那張福音籤詩的催化底下，談論了他一輩子可能都未曾想過的話題「幸福」。

曾經他告訴過我，受洗之後神奇的一些改變，例如搭公車有人會讓位給他，吃飯時有人幫他盛飯，並且特意為食量大的他，多留一點飯菜等，他覺得是神的眷顧。

如今，我再次探問他心中關於幸福的定義：「你覺得什麼是幸福？」

他：「平靜就是幸福。」

這簡單而深具智慧的話，著實驚豔著我。

神的大愛讓他重生，然而他也漸漸在自省裡洗滌出自己的生命智慧。反觀這個社會有太多追名逐利之人，鎮日奔忙，擁有了許多，但也不見得能夠感到幸福。

「哩甘災影，你是我的老師！」說畢，他看著我，露出了一個受寵若驚的表情。

孔子說：「三人行，必有我師焉。」大概就是這個道理，每個人都有他值得我們學習的地方，「你說的幸福，是用你一輩子體悟出來的道理，可以給好多人提醒；生活和心靈的平靜，就是幸福！」而且我想你說過的那些神蹟，「也是你珍惜並感謝著生活裡他人對你的幫助，這樣，你的心便能感到幸福和滿足，對嗎?!」

他難得再加碼說：「對啊，人不能貪。貪心，就會受騙！」

誰說不是呢？那些生活中的追逐不都受內心的種種不滿足所驅動，到頭來，不由自主的庸碌，最大的騙子其實就是自己。

我說：「這種真誠的交流，也讓我倍感幸福。」我們彼此都笑了。

這個世界，需要人跟人之間真心的溫度，這永遠是最好的心靈療癒。

我的職場環境讓我有機會認識許多社會底層的人們，他們或多或少被貼著一些標籤，但我卻很喜歡跟他們相處，聽他們的故事，也讓他們有機會被了解。

在這個資訊爆炸的時代，我們的視野和觀點卻也很大程度的受控於我們所仰賴的資訊媒體，然而這個社會還是有太多我們不熟悉的人、事、物，教導我們要永遠謙虛。

「謝謝你願意相信我，把守了一輩子的祕密告訴我。」

因為我知道這樣聆聽一個人最私密的心事，在人與人互動的某種意義，是一種特權，也是神聖的。

我跟他說：「有機會，我把你的故事和體會寫在我的書裡分享出去，好嗎？」他說：「我很期待。」

我會的，這就是我寫書的意義，把這些臨終者的真善美傳承，並分享出去。

心・理・師・的・呢・喃

苦難的意義

浪子回頭後的天堂路，是一條修心的路，充滿磨難，有著不為人道的辛酸，但是苦難的意義就在於，滴著心血的體悟，有超越性的心靈智慧。

人生的苦難或大或小，但走過一回天堂路，不要忘記領回生命的禮物。

輯二

以理解，接納末期病人家屬的絕望、沮喪與不安……

阿母，我嘸甘妳走……

「最後是我，是我，用我的手在紙上簽名！我是個不孝子！」

3201病房比其他健保兩人的病房空間還大了一些，那是特意設計給一些轉來安寧病房，尚需要呼吸器的病人做使用的設置。有天中午，3201A的病床空出來，等待著一位剛從ＩＣＵ轉出的病人——綉治阿嬤。

病人剛來到病房的時候，通常都是出動病房大半的護理師。大夥兒幫忙移轉病床、機器管路的挪移和設置、確認生命徵象、舒適擺位……花費不少功夫，一起來安頓病人。

這天，正當大夥兒忙得不可開交，大廳一隅卻站著一位中年男子。他站在離病床大約一個箭步的距離，彷彿是為了讓床上的病人盡快整理、安頓進病房，但又想要能隨時關切。

他的眼睛直勾勾地看著那一團忙亂，但雙眼藏不住疲憊和落寞，整個人散發出來的低迷、停滯的氣息，與當前帶有點緊張的活絡氣氛截然不同；這個身影，吸引了我的目光。

我遙遙望向他，以年齡和關切程度，不難猜到這個男子是阿嬤的兒子，而且從他的肢體語言散發出來的訊息，用不著任何心理測驗，就能從觀察與直覺測得他的沉重與擔憂。但現在還不是上前關心的時機，當前的首要任務，就是趕緊讓阿嬤順利在我們的病房好好住下來。

下班前，我刻意繞到綉治阿嬤的房門外探了探。這時，病房的安靜卻反而襯托出清晰規律的呼吸器打氣聲，將氧氣一口、一口地送進已經呼吸衰竭的身體裡，維持著右邊機台上的那條心跳節律線。

坐在一旁的中年男子，也在中午的一團混亂中用盡了僅剩的所有精神，到了傍晚，他雙手在床邊搭成了枕，弓著背，整頭埋在手裡頭，成了趴睡在媽媽身旁的男孩。

釐清悲傷案情——從康復的盼望到接噩耗的失望

果然隔天上班我就收到了護理師阿惠的轉介：「映之，我們覺得3201A綉治阿嬤的兒子需要特別關心耶……」

我心裡有譜，「感覺兒子情緒很低落……」聽之前的照顧團隊交班，兒子對綉治阿嬤的治療過程有一些疑慮，對治療團隊決定幫阿嬤插管的處置，也不是很諒解。雖然我們從醫療紀錄上看，所有的醫療決策都有經過雙方溝通同意後才執行，團隊也很努力在第一時間幫阿嬤做處理……不知道是不是阿嬤的身體狀況變化得太快，讓她兒子不能接受？」阿惠直覺地將兒子的心情連結到綉治阿嬤變化太快的病情。

「從身體不舒服來我們醫院，到現在只不過一個多月，現在已經在我們病房……可能讓他們有些措手不及吧……？我們也有耳聞他們在前端病房確實很生氣醫療團隊，認為病情變化這麼快，肯定是醫療團隊哪個部分沒有處理好……」

故事的發生在我腦海勾勒出人物的動畫播放著，隨著接二連三的病情下滑，對康復的盼望成了接受噩耗的失望，人物的臉龐線條也不斷更迭，最後一幕，停留在昨天下午我遙望看見的兒子的身影和眼神。

阿惠補充道：「但這兩天，我們跟他相處下來，他對我們的團隊其實是挺友善的，只是情緒比較低落一些，不大說話……所以我們想說先向他太太了解一下狀況。他太太說她也非常擔心先生，確實先生對團隊有一些情緒。太太覺得雖然病情的變化很讓全家人錯愕，但也不至於是醫療疏失，所以她也覺得先生有種說不上來的不對勁。常常不發一語，好像把旁邊的人當空氣，活在自己的世界裡，僅剩一點外界的心思就是放在阿嬤身上……」

聽起來，案子的悲傷案情不是想像中僅是媽媽生重病那麼單純，醫療端需要抓緊時間，進一步做一些澄清和說明，讓家屬能夠信任，安心將他母親的最後一哩路，託付給我們安寧團隊，更需要在心理層面，懷著慈悲的同感，盡可能地理解情緒背後的心理——他面臨母親急轉直下的病況，讓他措手不及所引動的深深無助，那更是被需要溫柔承接的啊！

醫療工作中的溫柔機制——家庭會議的意義

只是那溫柔，該怎麼給呢？

不管對方是用怒火風暴，抑或是冷漠隔絕來保護過度悲傷脆弱的自己，**溫柔需要靠理解作為嫁接彼此的先鋒**。話說回來，即便是有這樣的理解，我的心裡也有些害怕，畢竟我無法代替醫療團隊澄清他心裡首要的疑惑。若是他在我們談話的過程中，砲火朝我攻擊過來，我該如何是好？

好在，馬偕安寧團隊是個相當成熟，也相對沉穩的團隊。一了解到這個家庭正面臨的疑惑和繼發的高張情緒，馬上就向他們提出召開家庭會議的邀請。

在家庭會議裡，邀請家庭的核心成員一同參加，通常是由醫師擔任主席，向家人說明病情。

通常召開家庭會議的時機，正是當下一步的醫療決策方向尚未能明朗，需要醫、病雙方相互交換意見，以最後做出決策的時候。因此在這個較為正式的會議當中，立意良善地希望與會者都有機會充分交換資訊和想法，甚至在成熟的團隊中，能有機會讓家庭成員表達他們在面對重大疾病時的情緒，並且給出同理。

很多時候，情緒可能是讓決策過程卡關的關鍵，因此更需要帶著同理的傾聽，讓情緒被承接，也將心理的影響因素納入醫療決策考量範疇當中。我想，這是在高速運作的醫療工作一個能給出「溫柔的機制」，讓大家都有機會慢下來，盡量在情理都能通達之後，減少可能造成的遺憾。

為了要讓會議發揮最大的溝通效益，我們等待了幾天才召開，也待阿嬤在香港教書的大兒子回國，一同參與討論。

兩兄弟差了很多歲，體型和長相都很不一樣。大兒子體型較高壯，身著襯衫、西裝褲坐在主位，有著能夠作主的氣勢，全程盯著醫師，專注地聆聽；小兒子因為身形較消瘦的關係，讓原本應該還合身的T-Shirt和工作褲，在他身上顯得有些寬鬆褶皺。他和太太坐在旁側，雙手握成拳頭，擱在雙膝，蜷著身軀、低著頭，不發一語。

黃醫師領著團隊，摘要性地再次說明阿嬤從入院到安寧病房以來的病情轉變以及治療。病情說明在家庭會議中極為重要，作為複雜醫療資訊的統整與傳遞，是為了才剛回台，可能還沒掌握來龍去脈的大兒子，也是為了對治療方針尚心存罣礙的小兒子。

黃醫師扼要說明完，兩兄弟點頭，表示同意，並沒有多做發問，即便如此，敏銳的黃醫師主動提起了尚有意識能力的阿嬤要不要繼續呼吸器的這件事。

家人和團隊都對這個狀態存有擔心與抉擇的矛盾，這大概也是牽動兩兄弟心緒的那條主要的引線吧?!

因為以阿嬤疾病嚴重程度以及身體機能考量，即便使用呼吸器，也可能在不久之後走向呼吸衰竭的死亡終局，又進一步考量到意識還算清楚的阿嬤的生活品質，除了要尊重阿嬤本人的意願之外，也藉此向家人詢問，是不是會考慮拔除呼吸器，然而這件事情的「卡關」就在接續當然要承受的是，在沒有呼吸器支持呼吸的狀況下，阿嬤的生命即有可能……稍縱即逝……

聽到這裡，原本坐挺著的大哥，也沉下臉來，沒有辦法馬上給出答案，只說了：「不好意思，我剛回國。我想我還需要一些時間，了解媽媽的情況，待我跟我弟弟討論出一個結果再回應你們，可以嗎？」

這個沒有辦法一時就能有結果的討論，本來就在意料之內。

醫師很溫和地回應：「嗯，這本來就是一個不容易的決定。我們早些提出來，也是想要讓你們在跟阿嬤一些交流和確認之後，我們再看下一步我們要怎麼做。當然……還是要抓緊時間，但你們不用擔心，我們會盡可能減輕她這段時間的不舒服……」

黃醫師把目光轉向小兒子：「還好嗎？不知道您還有沒有對媽媽的狀況有什麼擔心的嗎？可以讓我們一起分擔、一起想辦法……」

再次旁敲側擊，關心小兒子是不是有沒有說出的疑慮。

然而，他仍然沒有多做回應，像隻戰敗的鬥雞，悻悻然地搖了搖頭……

沒有回應，也是一種回應

會議暫時到這裡結束了，然而小兒子的心是在他沒有回應的回應中，告訴了我，我應該留下來，多做一點什麼。

「你還好嗎？」

「要我怎麼說？當然不會太好啊……」我能感受到他壓抑已久的情緒的張力在自動拉伸，但同時還是努力有意識地控制中。

「我想這一個月的時間，你經歷了太多，心裡很是煎熬吧?!」

「妳知道？」他終於把頭抬起來，有些驚訝地看著我。

當我多勇敢地往他的內心煎熬靠近一點，他也能收到來自我關心他的意圖。

「我從護理師那裡知道了一點，但實際的情形，我並不清楚，然而我是想，在這短短的一個月時間裡，媽媽的狀況變化這麼多，是多難以接受的事！」

「不是我在說，這一個多月來，我一個好好的母親，走著進醫院，卻躺著進安寧……你要我怎麼能接受?!」

坐在沙發上的他，身體幾近是要埋入他的雙腿頹喪地彎著。我看不見他的表情，卻從他顫抖的聲音和身軀，看見他壓抑已久的情緒，在講述的過程中，開始釋放。

「確實……即便換作是平時在醫院工作的我，也不見得就能理解和接受……畢竟時間太短。本來期盼著治療好轉，卻迎來了每況愈下……甚至現在身處生死關頭……這種轉變，真的太揪心了……」我回到自身的感同身受，呢喃般地吐出。

嘆了口氣，他接著說：「我覺得我不是不能接受我媽病了。我覺得我沒辦法吞下去的是，我媽在莫名其妙的狀況下被插管。」

我狐疑著發生了什麼，若非情況需要，醫療團隊也絕不可能貿然插管，讓家屬心中殘留著

「莫名其妙」的情緒，是不是有什麼誤會？

「插管那天發生了什麼事，還記得嗎？」我試著幫助他還原記憶中的現場。

「整個周末，我媽媽的狀況都很穩定，我印象中那是周一早上……我去看她、喊她，她都還認得我，還叫我趕快回家休息。我也想說隔天要上班，沒待太久，最後也聽了我媽的話離開了，只是到了禮拜天晚上……一切都變了……」

一瞬間，他的臉皺在一塊，彷彿有什麼梗在胸口，沒有辦法再多吐出一個字……這個情景就好像暴風雨的前夕，前一刻的寧靜只是下一刻瞬間風雲變色的序曲，風雨欲來黑壓壓的天空，最是深不可測的駭人。

先發後至的傷痛記憶

坐在他身邊，我等待著的是他先發後至的傷痛記憶。情緒搶在前頭席捲後，記憶才抵達現場。

「我老婆在病房陪媽媽，將近十一點時，先是LINE來告訴我，媽媽呼吸開始變得有些喘，護理師有來看，但都說還在處理控制範圍裡，說是先觀察。我就是不放心，凌晨一點多，我就趕到醫院，但好像也只能這樣乾著急……周日晚上只有值班醫師，怎麼不見主治醫師?!這樣不見人影的態度……就是很消極嘛……做了處置，好像也沒什麼用啊……我眼見媽媽喘得越來越不舒服，我卻什麼都幫不了她……

「我著急了一個晚上，將近早上，他們說觀察媽媽的呼吸狀態沒有穩定下來，需要插管。問我可不可以決定同意與否。你要我怎麼說，我都還搞不清楚狀況，他們急著要答案，我沒辦法做決定，打了電話給在香港的哥哥。哥哥在電話那頭也只能說：『情況緊急，聽從醫師的建議吧……』就這麼一通電話，我做弟弟的也只能聽哥哥的。但，最後是我，是我，用我的手在紙上簽名的……是我讓媽媽受苦的!!是我，都是我！我是個不孝子!!!」

瘦弱的身軀不知道哪迸出來的能量，雙手握拳，搥打著雙腿，大聲喊叫著！

同理的「線頭」藏在故事裡

原來如此！綉治阿嬤因為病情的關係，出現了呼吸衰竭，需要插管，不巧的是病情急遽變化的這時恰逢周日夜晚，一般由值班醫師先做診察與處置，沒在第一時間親眼見到主治醫師是正常的。但是不明白醫院人力配置以及醫療程序的小兒子，在母親病情險峻和動盪心情夾擊的狀態下，誤解了這是主治醫師的消極態度。

誤解演化而來的憤怒，就在這情景中誕生了。

帶著不信任的敵意，即便現場的醫護人員都按照阿嬤狀況進行相應的處置，也極難取得本就已經慌了陣腳，又再加上誤解心理的小兒子的信任。

況且，醫療訊息的繁雜與難度，是超出一般人能理解的程度。他心慌意亂，不知該怎麼做決定，把決定權交給遠在國外的大哥。這個決定即使是交給自己的大哥，在心情上，卻有如把媽媽的生死決定權交出。在慌亂焦急的狀態下，也只能無奈地被動配合所有人……即便綉治阿嬤在插管處置下，生命徵象都逐漸穩定，但幾天後，由於原先的癌症病情繼續惡化，又面臨被建議轉來安寧病房，做後續的照顧。

在小兒子的憤怒情緒底下，蘊含著面對母親緊急插管和被醫師建議轉往安寧療護，這兩個「突如其來」、「生死交關」的事件情境的擔心、害怕、受傷害、挫折、猶豫，原先對母親的病情掌握，在綉治阿嬤病情急轉直下的這幾個小時，就像手中握不住的沙，眼看著在自己的指縫間溜走卻無力挽回「莫名其妙」的微慍，悄然誕生。

當自己感受到自己的脆弱以及無能為力時，我們用憤怒或敵意的情緒，張牙舞爪地放大自己，作為一種自我形象的偽裝。一方面掩護自己內在的「小」，一方面用外顯的「大」，來作為對敵人的恫嚇！

然而，面對著母親病情的變化，過去礙於他總是面對著醫師與護理人員，他的「不好說出口」，成為了所有醫護人員與他溝通的那層隔閡。感受到他的滿腔不滿與敵意，但卻因為從不曾有機會聽到情緒背後的線索，於是大家只能赤手打空拳，拳拳落空……

一邊理解著他，也提供一些現實情況來破除誤解，他也好像理解了什麼。在我與他短短的對話中，在願意理解對方的對話基礎上，卸下擔心的防衛心理，終於當回了那個既悲傷又無助的媽媽的小兒子，可以哭號吶喊，可以把他內心掙扎徬徨給說了出來……我想，這是他最脆弱，卻也最需要溫柔貼近的狀態。

那天的靠近化解了誤解，也帶來了小兒子與醫護互動態度上的轉變，他開始可以跟醫護人員溝通當天阿嬤的狀況。至於，要不要讓阿嬤拔管，好像又涉及另一個心理的坎了。

堅毅的綉治阿嬤

還記得某天早上，在我接觸小兒子之前，我與他太太曾有一次交談的機會。我從她告訴我的故事裡，找到了更多的線索。「綉治」這個聽起來有點舊舊的名字，卻是那個老天母人口中「訂製潮服」的潮流人物代表。

綉治阿嬤當年身上只帶了一百元的盤纏，就從雲林鄉下隻身帶著兩個幼稚園年紀的兒子北上討生活。北上後落腳在天母，身旁為什麼沒有丈夫的陪伴，他們說得模糊，我也技巧不多問了。人如其名的綉治，用她巧奪天工的縫紉功夫，贏得了當年天母地區的貴婦人家的青睞。

一個婦道人家，有什麼過人之處，能獲得那些政商名流的喜歡？

媳婦說：「婆婆眼力極好，光用眼睛就可以幾乎丈量透一個女人家的身材。這真的不誇張，有一回她用客人做剩下的布給我做一套衣服。她從來沒真正量過我的身形，但我穿在身上竟是那麼的合身，而且款式正是我喜歡的。

「我想觀察力是她的獨到之處。她做出來的旗袍那樣穠纖合度，獨到的選布眼光和款式設計，就是能夠襯托中國女人特有的婉約柔美氣質，卻又能恰到好處的彰顯婀娜身段。」

漸漸地，在街頭巷尾打響了名號的綉治，成為了當時高級訂製服的縫紉師傅的代名詞。許多高官夫人出席重要場合要訂製衣服，都是指名要她製作。

在外的名號響噹噹，但對內，她秉持著克勤克儉嚴謹的生活態度，用一件又一件的衣服養大了兩個孩子。在兩個孩子眼裡，她就是一位環境命運都打不倒的母親；於是乎，這位母親的身教在這個家，不言而喻地傳達出一種堅忍自持、超脫命運的家規。

「媽媽會不會也想要再拚拚看？」

有一次，我嘗試著問問小兒子對於母親拔管的想法。

他說：「媽媽會不會怪我?!但媽那麼堅強的人，怎麼會就這樣倒下……會不會她也想要再拚拚看，她是能受得住的?!」

自問自答的揣摩著母親的心意，深怕這個決定帶來半點差池。這大概是那個坎吧!?在兒子心裡，再大的難關，母親也是關關難過關關過。是不是這次媽媽也想撐？還能再一次戰勝命運，由衰轉榮呢?!這種對於母親的相信，甚至是一種生存的信念，卻某種程度綑綁住他們兄弟倆面對下一步的決策，猶豫不決……

我驚訝地發現，兩兄弟都不曾親口問過媽媽自己的意願。

「為什麼不問問媽媽?!綉治阿嬤雖然虛弱，但意識在某些時刻還是相當清醒的。」

兒子難為情的表情，欲言又止。他悠悠地起身，我隨他步伐來到頂樓的空中花園……原來他還是顧及著媽媽的感受，換個地方說……此刻，我更加明白，這位母親的嚴謹堅強的形象不容置疑，兒子對媽媽的體貼，也體現在每個小地方。

我們找了個地方坐下，靜默了一會兒。緩緩地，他的手伸進左邊襯衫口袋，從菸盒裡取出了一支菸，點上菸，深深吸了一口，再微仰向天，吐嘆了口氣。

煙霧繚繞中，再次低頭望向我的他，臉頰已掛著兩行淚……「阿母，我嘸甘妳走……」醞釀了這麼久，他才有辦法對著我，說著要跟媽媽說的話。

兒子要面對的，從來不只是眼前的受苦媽媽，還有他心中的堅毅母親的形象；因此，想拔除母親的受苦，又擔心著母親賴以為生、不曾卸下的尊嚴。**兒子要面對的，從來不只是心中的母親，還有藏在心中那個有媽媽守護，可以不用真正長大的某個自己**；因此，不敢決定要撤除呼吸器，還有隨之而來失去依靠的無助……嘸甘啊，我眼前的大孩子。

勇氣常常在置之死地而後生，去到了自己心底最脆弱的境地，再度往前走的每一步，好像也就有辦法比過往都多了些勇氣。

幾天後，牧師和關懷師收到了來自小兒子的消息——他們決定好替媽媽拔管的日子。小兒子和哥哥趁媽媽還有意識，確認了母親想要拔管的心意。

身為基督徒的琇治阿嬤，最後的願望是在全家人的陪伴下，回到主耶穌的懷抱，當待在國外讀書的孫女也回國團圓，那個可以無憾拔管的日子就可以定下來了。

那天，在牧師和關懷師的禱告聲中，一家人陪伴著這個堅毅了一輩子的女性，平靜祥和的安息在愛中。

心・理・師・的・呢・喃

家庭會議是善終的溫柔機制

經過多年推廣，我們知道個人的善終意願以及決定，需要被高度尊重；然而，人在家庭裡，要能達到善終，仍是關乎一整個家的事，尤其是當家庭成員間的意見紛紜，或是當家庭對於決策的態度曖昧不明的時候，這時候，召開家庭會議就是一個能夠在短時間聚集家庭，達到高效溝通的好方法。

以下是幾個家庭會議的重要功能：

- 評估家庭系統、觀察家庭動態；
- 達成對診斷、預後與醫療處理、照顧的共識；
- 提供抒發感受與情緒的機會；建立信任基礎，以使日後的溝通能通暢；
- 藉由病人／家屬雙方參與決策，來促進關係的修補，並增進自我控制感；
- 辨識出誰是家庭的發言人或決策者，並建立未來開放溝通與交談的模式。

在這個家庭中，家庭會議就是幫助還沒準備好面對母親去世的悲傷兩兄弟，能夠獲取正確訊息後，在理解的基礎上，處理悲傷的情緒。少了情緒的關卡，兩人也更能夠為自己和母親做出更無憾的決定。

參考網頁：台灣癌症安寧緩和醫學會，https://www.wecare.org.tw/?post_type=conferences&p=3525。

在那些無語的瞬間，懂得你

「最近她每天都在崩潰地哭喊、尖叫！」

許多時候，病人因著病體的逐漸衰弱，意識狀態的改變，即便有千言萬語，也無法言明。各種生理、心理的屏障，阻礙著心理師與病人的溝通。

心理師如何在這些無語的片刻中，不因為自己的害怕而逃離？還能夠繼續待在病人的身邊，從其他非語言的訊息中，感知面前的生命無語的表述？要如何讓自己在面對無言的瞬間安在，然後還能夠推展到更深層次的靈性陪伴呢？

我很喜歡馬來西亞的安寧社工師馮以量，曾在其《最好的告別》書中用「撥打心靈的電話」來象徵這個陪伴的經驗：『我閉上眼睛，把我的右手放在我的前額……開始說話』，用一種近乎直覺的感知能力，用自己的語言不斷地反映（reflection）著病人的狀態，終於，本來拒絕他的病人，終於願意接聽這通來自心靈的來電，說了第一句話，開啟了他們一次有深度的對話。

用愛連結的一通電話

近來，我有機會跟著安寧居家團隊出訪到不同的病家。有一次，我們來到一位年輕腦癌患者的家中。

大門一開，小雅的媽媽和弟弟招呼著我們一行人，然而映入眼簾的畫面太震撼，使我啞然。也使得我感受不到周遭，只能聚焦在病人小雅重達上百公斤的巨大身軀。她癱坐在沙發，不知道是不是因為腦部腫瘤的關係，整個頭部、身體、軀幹看上去泡泡脹脹的，神情平板、眼神呆滯。

居家護理師們專業且迅速地展開了她們的工作。一邊問診，一邊進行身體評估和檢查，詢問小雅媽媽關於她近來的病況。

小雅媽媽帶著客氣的笑容，卻難掩無奈地說：「最近她每天都在崩潰地哭喊、大叫。你們來之前，整個早上都在尖叫！……」

我想試著判斷是什麼因素造成上述失控的場面。

我問：「小雅能夠表達是哪裡不舒服嗎？」

小雅媽媽：「以前可以，現在越來越沒辦法了。不過，我們問她，如果有不舒服，她會跟我們點頭，有時候會說是頭痛，或是身體痛。但有時候，問她所有的地方都點頭……怎麼辦?!」

小雅的媽媽苦笑著。

「有人陪在她身邊的時候，會好一點嗎？」

我想，是不是除了身體，也有心理的因素呢？

小雅媽媽：「晚上叫得最慘。她睡床上喔，我就睡在她床邊的地上，這樣她也要叫……我們都在她身邊，也不知道她在叫什麼，講也講不聽、哄也哄不安靜，我們厚……真的不知道該怎麼辦。」

說著說著，小雅媽媽的臉上再也掛不住笑容。強大無力感襲擊，垮掉的意志在臉上抹上了一層霧霾，黯淡無光的眼神裡透露著無助與惶恐。

弟弟補充道：「有人的時候會叫，沒人在的時候就更崩潰了。早上我媽才出去十分鐘買早餐，她就更加崩潰了，大聲地尖叫。」

媽媽：「社區管理員還在我們家門口貼貼條，說要我們音量管理……（苦笑）。」

無疑地，這真是個棘手的問題。

小雅的尖叫影響了全家人的心情、生活，甚至影響到社區住戶。還好，跟著我們一起居家訪視的黃醫師，幫忙解釋了一些生理上可能造成小雅尖叫的成因，也指示要抽血檢驗生理數值，以進一步進行藥物的調整。醫師沉著的因應與處置，著實令人安心多了。

護理師為小雅的護理工作告一段落之後，為了不想太驚動她，我緩緩地移動到小雅身邊，輕聲喚她，用手搭著她，讓她感受到我的靠近。

小雅緩緩地睜開眼，看著我，彷彿腦袋在進行資訊辨認，看看眼前的我是誰。

我繼續望著她的眼睛說：「我是安寧居家團隊的心理師，跟著醫師、護理師一同來看妳。」

看著她還是不舒服、不安心的神情，我同理、安撫她說：「我想妳肯定有好多不舒服，不過不用那麼擔心，我們今天來了好多人，都在替妳想辦法呦！」我手指向周邊的小雅家人，還有我們的安寧團隊。

她眨了一下眼睛，好像在說：「我知道。」

這通用愛連結的電話，打通了。

全然臨在的陪伴

我們彼此的對望，就這樣過了一陣子。沒有對話，可是又好像交流了許多，直到她再次闔上眼睛。

我知道她並沒有睡著，我的手仍然搭著她，持續著這個陪伴。

有時，她會再睜開眼睛，再看看我。我也向她眨了個眼，對她點點頭，她也對我點點頭……此時，我能感受到這個超越語言的心意相通，一個全然臨在（being with）的陪伴，無聲勝有聲，感動落在心頭，鏗鏘有力。

當我們彼此熟悉了之後，我輕按她的手。

她睜眼，我用愛在心靈頻道裡通話：「小雅，妳知道妳自己生病的狀況嗎？」

她明確地點了頭；她確實了解我的問話。

透過剛剛我與小雅家人的對話，我猜想，即便有身體的不適，以及病理的因素讓小雅尖叫，但小雅弟弟的補充也透露了她心中存在的不安全感，才會在家人離開時，更加強了呼喊。

我試著用我的感知以及綜合性的理解，回應給小雅：「小雅，雖然妳知道妳生病了，但是身體一天比一天更嚴重、越來越虛弱，這個狀況卻是妳沒有辦法理解，也沒有辦法控制的，這讓妳好害怕……但也因為現在太虛弱，連說話的力氣都沒有，甚至沒有辦法問、沒有辦法表達……這都讓妳更加心慌，對嗎？」她看著我的眼睛，深深地，眨眼、輕點頭……連續幾個非語言的回應，道出了生命不可承受之重。

縱然我心有萬千不捨與心疼，但只要說出一個字，彷彿都不夠承接此時此刻彼此心間流動的重量，於是我加重了手掌觸及她的力道。

透過我的手，感覺她的身體，在這個碰觸之中，她漸漸地放鬆，呼吸輕輕加深。

在這個無語的片刻之間，我知道，她的心被我的心呵護著，安放了。

除了情感的支持，也需要回到理性層面的分析與回饋

我還是陪在小雅身邊，但把眼光轉頭看向小雅媽媽，把剛剛陪伴小雅之後的理解轉達給她。我想讓她知道的是，小雅的情緒，是當身體下滑的程度超過自己能夠想像的範圍，疾病失速般的進展，帶來一種生死未卜的極度恐懼。沒有疏通的身心高壓成為了一股到處流竄的情緒能量，受到刺激或滿溢時，便猖狂逃逸、四處迸發……

聽著聽著，她眼眶紅了，眼淚無聲地滴落，像是敘說母親對女兒的不捨和抱歉。

小雅媽媽告訴我，家人因為小雅在一次聽到自己病情之後大哭。不忍心孩子心裡苦，便再也沒有向她說明任何有關疾病、治療以及預後的事情。

小雅努力配合著所有的治療，但病情不見起色地反覆，並且漸漸演變到末期。於是好長一段時間，小雅沒有機會充分地理解自己的病情。**這個因愛而來的保護，阻斷了她表達自己想法、情緒的出口**。

身為心理師，我好像擁有了一把鑰匙，是一把透過會談中傳遞的情感，以及融會的訊息打造出來的鑰匙，同時開通心和腦的交流，試圖幫助事情「合情也合理」，在疾病的過程能在不壓抑情感的狀態下推進。

另外，向家人說明小雅的心理狀態，無意加重家人的心理負荷，目的是讓家人與小雅不要被身體和現實的難關卡住了情感的交流。

當說開了過去不忍說出的病情，清空了心裡壓抑著的祕密，家人之間能夠流動的愛，反倒更有能力承載現實殘酷的重量。

保有對人類心靈的敬意，融情入理地展開臨終諮商與陪伴

每一年的夏天，都會有一批新的實習心理師來到安寧病房，進行全年的專業實習。身為專業臨床督導，我常常思索著，安寧病房的心理諮商要怎麼教，我希望一年後學生們帶走的是什

麼，這個答案則必須回到我自己對於臨終諮商與陪伴的經驗、思考與信念。

由於我們面對的，不再只是生活裡的惱人問題，而是無可遁逃的死亡、生命已然遭逢的苦難、無可逆轉的命運、無能為力的窘境，關於死亡、意義、孤獨、自由等終極的生命探問，都衝擊著心理師的人性觀、價值觀、宗教與靈性觀，於是臨終時刻的心理諮商，常使得心理師需要褪去專業的角色，必須重新解構原先已經建立的諮商專業知能架構，**回到與病人同樣身而為人的狀態**，回到自己心中探求並與生命進行永恆的答問，在陪伴臨終的過程中一同尋找答案。

幾年來，在生命末期的助人路上跌跌撞撞、尋尋覓覓、來來回回，但我確信，心理師面對人、面對生命、面對死亡的態度，影響著臨終諮商的品質。展現專業同時，仍保有對人類心靈的敬意，融情入理地展開臨終諮商與陪伴，這是我對自己的期待。

心靈天線因愛無礙——存在性的臨終陪伴

為了要啟動實習心理師們在臨終諮商情理之間的體會與思辨，我和實習心理師共同閱讀了李佩怡教授博士班時期在馬偕安寧療育教育中心實習時的著作《在安寧病房中與瀕死病人及家屬接觸之「心領神會」經驗》。

大夥兒在文章閱讀的討論中，有一個「好被同理」的感動，因為李佩怡老師在文章中，情真意切地表述了身為心理師初入安寧病房時，心理諮商專業派不上用場的不安與惶恐……就是這個心聲，讓在場的大家都被同理了，因為大家在面對臨終者，都有專業諮商和理論派不上用場的時候。

然而，在當時還是學生的她，持續經驗著臨終床邊陪伴的種種，將經驗與各種心理專業理論、研究，以及哲學家對生命死亡的闡述等持續對話，讓這些經驗不只流於體驗，最終找到心理師在臨終現場安頓之所，卻是再樸實不過的結論——**回到對生命關愛的初心，去感知生命的需要**。

我與實習心理師順著文章的脈絡，繼續加深我們的探索。學妹們也好奇著學姊們有沒有在與病人會談中出現靈性相通的高峰經驗。

我說，這類存在性的靈性陪伴，真是可遇不可求的。在我記憶所及，那些靈性迸發的瞬間，反而在一些不刻意的狀態下，甚至是在一些沒有辦法有太多語言的狀態下，更能夠打開心，直觀地去感受眼前生命的狀態。

當眼前的受苦觸動自己的心，用自然存在的狀態，回應生命的需要，是自然不造作的，這即是一種存在性的照顧，是一種靈性相依存的陪伴。

在這類的互動之中，最不需要的是為了解除焦慮而硬擠出來的言語，相反地，在那個心領神會的瞬間，是自然發露對生命的愛與慈悲。

存在性的臨終陪伴，是超越語言的，而兩人在無語中「懂你，也被懂得」的體驗，都是妙不可喻的。

就如同我和小雅是無法用言語溝通的兩端，卻用開通的心靈天線相互接通、彼此交流。這不是什麼不可言說的玄妙經驗，而是人類的本能。

在那些語言系統尚未成熟的嬰兒時期，母嬰的互動，不就是在那四目相接、肌膚相親的片刻，自然就開啟了非語言式的互動？而得以啟動這個無語溝通管道的，正是愛。

在那些無語的瞬間，懂得你，就是我所謂存在性的臨終陪伴。雖心理的專業可能因為無法言語而阻礙了能夠發揮的力道，但發自內心，對人、對苦的感知與回應，卻因為愛而能穿越有形的藩籬，在心靈的層次通行無礙。

心・理・師・的・呢・喃

是否該告訴病人病情？

關於病情告知，每個病家各有其考量以及為難。非關對錯，專業人員需要的是明白，而不是責難。

我仍然鼓勵家人之間能誠實告知病情，為了當事人能在「知情」之下，為自己做出符合自己期待的決定。

另外，「告知」也是情感的考量。在告知的過程中，代表家人與病人之間有溝通的過程，即便現實是殘酷的，在夠好的溝通過程中，不單只能傳達訊息，也可以是彼此情感交流、互相支持的很好的時機。

至死不渝的愛——我的堅強是為了讓妳在我臂彎裡花開、花謝

你提起，你放下，都因為你太愛她。

身為一個女人，一輩子，如何是值得？

隨著生命週期流轉，女人可能為人女、人妻，也為人母，大概在每個女性角色扮演裡，都有它各自的值得。有一首華語經典歌曲〈女人花〉，詞曲是專為梅艷芳打造，用花的意象，描繪女人心。這首歌能如此動人，精髓在於梅艷芳用她的聲音詠唱「女人」，悠悠地唱出每一個聽歌的女人心事；

女人花　搖曳在紅塵中　女人花　隨風輕輕擺動
只盼望　有一雙溫柔手　能撫慰　我內心的寂寞

女人，在那些外顯角色包裹著的，仍是那朵嬌嫩的女人花吧?!女人啊，一輩子，能有那雙呵護著的溫柔手，算是值了吧！

在我眼前的這個女人，跟梅艷芳一樣，還在風韻正盛的四十幾，就患上了子宮頸癌。從罹癌至今，已經十年了；我從未親眼見過她的百媚風姿，倒是在安寧病房見著了她。病榻上的她美麗容顏不再，只剩哀敗蜷曲的軀體。芳姊因為腦部轉移，已經臥床多時了。認識她，是從她先生——傅大哥口中，拼湊想像著，芳姊這朵花。

深厚的夫妻感情，讓我再苦都願意為妳

一切以芳姊為主的傅大哥，為了給芳姊不受打擾、有隱私的住院環境，他們每次住院都是住單人房。

病房裡乾淨、整潔，傅大哥總是穿著POLO衫和牛仔褲，把自己打理得清爽體面。其實不說話的他是有威嚴的，但他總是客氣接待來訪者，讓人可以在他黝黑的臉龐上看見眼角上揚的笑容。操著有點南部腔國語的他，對我這個南部人來說，是個可親的大哥呢！

傅大哥對芳姊的照顧，大概不能只用無微不至來形容。很容易理解的，近身照顧一個生活

完全不能自理的病人，太多繁瑣的細節，可能消磨照顧者的意志；大自每一次的翻身拍背、幫太太用精油按摩全身，小自每餐飯的精緻餵食（為了盡量不使用鼻胃管）、排泄後的清理梳洗……日復一日，不厭其煩地過了好幾年……

我說：「大哥，看你這樣照顧芳姊，真是感動！一個女人能被自己的先生這樣呵護著，夫復何求啊！」

不厭其煩的背後是夫妻情深。我欣羨著芳姊，能夠有如此真情真意、對自己呵護備至的男人。我想，身為女人，值得了！

傅大哥稍稍收斂了笑，壓低了的聲線，饒富情感又真誠地說：「這有什麼呢？她是我太太，這是我對她的承諾！照顧她一輩子……」

有一種醫療決策上的不容易，是如何兼顧情，也合乎理

芳姊的病程進展得相當緩慢，但慢慢地，也到了住進安寧病房的狀態了。然而，正因為病情的緩坡下降，讓人說不準還剩多少時間，這使得傅大哥產生一個心理上的矛盾。他必須一邊為太太的死亡做準備，另一邊卻也抱持著「只要像之前那樣努力，生命就可能再延續一些」的信

念。

這時的芳姊，從所有的生理檢查數值來看，理當是沒有可能回應外界的，也就是她的反射性的支吾言語，以及身體活動不能代表自主意識，表示不適合作為醫療決策的依據。

但傅大哥總不厭其煩跟照顧團隊強調，他能夠從太太的一個皺眉、嘴角的牽動，知道她的情緒和感受，甚至從身體細微的反應，再綜合他對太太的理解，「知道」太太又痛了，轉而希望醫師能以此依據調高止痛藥物，或其他可能不符專業判斷的建議。

醫療處置如何兼顧情，也合乎理，考驗著雙方的智慧。儘管我們能理解傅大哥對太太疼惜和不捨，也盡可能配合上訴調整，但雙方對於芳姊的醫療和照顧方針，仍存有著不一致。在不同的決策立基點上，團隊和傅大哥的溝通產生了阻礙。

知道這個決策及溝通的不容易中摻雜了一份夫妻情，讓傅大哥站在一個丈夫為太太爭取醫療的角色中，在情理之間左右為難了。

於是，心態上如何從積極抗癌轉銜到接受緩和醫療，又，怎樣幫助雙方在緩和治療的理念下，平衡情感因素對醫療專業的理性判斷。理念的調頻是為了創造共同的目標，致力一處。

「生命之最」的經驗需要好好照顧

在我的經驗裡，那些可能沒有用言語表達，但卻極易影響決定和行動的，便是那些「生命之最」，可能是**最深厚的連結、最刻骨銘心的感情、最過不去的委屈、最難以忘懷的一段**……這些，不論是正向或負向的情感，**在生命終點前，都可能成為綁住心思的受苦**。

因此，在我們要運用理性進行思考或決策前，需要先讓這些情感經驗能夠被照顧，如此，波動的情緒可以慢慢地在討論的過程中穩定下來；因為**一個人，在經驗的敘說中能夠被自己及他人理解、感到被重視，這樣才能夠推進接下來的理性程序**。

再次進到病房，我很本能地問起了傅大哥陪伴芳姊的這段抗癌路。大哥雲淡風輕的口吻，說著夫妻的抗癌路。

這段婚姻，對他們倆都是二度婚姻。兩人個性天差地遠，芳姊有藝術家天真爛漫性格，講究生活裡的美感和氣氛，傅大哥則是個凡事向前衝的直腸子。做生意的他，常擺個架子，不懂得體恤他人……但深受跟自己截然不同的芳姊吸引，因而共結連理。

傅大哥說，自從跟芳姊在一起之後，對人對事的態度，學習著芳姊的謙和有禮，脾氣改了很多。

他靦腆一笑：「她真的救了我很多……」這時，好似想到了什麼，把視線從跟我的對話中轉開，移到了芳姊身上，喃喃自語道：「我是鄉下窮困家庭長大的孩子，我家旁邊都是田埂。父母親整天打打鬧鬧，唉……那時候生活的混亂，是妳想像不到的……有一次我爸媽吵架吵得兇，我被我父親趕出家門，摸黑的在路邊，好害怕好害怕，可是那時叫天天不應，叫地地不靈……睡醒時，我竟然在田埂邊……」

我沒打斷他，我想傅大哥敘說的幼年可能是他曾經的「生命之最」：「我早早的逃離家裡北上工作，但妳知道嗎？我年紀那麼小，要在社會上混，要拚要衝啊，個性很強、很兇，那是為了要保護自己啊……」誰能選擇自己的降生？在泥淖裡的童年，是他最苦、最慘，也最不堪回首……

大哥從情緒中回過神：「我怎麼會跟妳說到這個呢？要不是今天談到，我以為我不在意了。都過了那麼久，不應該這麼有情緒的……」

大概是很久沒向人顯露脆弱，有點兒不自在，不想用言語安慰再加深這個冏。單單的，用我的眼神接住這個受傷的男孩，輕輕地，我拍拍他的肩膀。

遇到芳姊後的傅大哥，擁有了他後半生最幸福、最美好的時光。芳姊，就是連結兩個生命之最的接點。會浮現這個創傷經驗，絕對跟當前的生命之最有所連結，我回應了我對這段敘說的理解：「這麼苦的過去，更讓你珍惜芳姊吧！」

他點點頭，低頭，落下男兒淚。

大哥首先突破了安靜，告訴我，這個女人如何改變他。

「遇到她那時，我那時候事業也做得很不錯，是老闆啊，我哪裡懂得什麼做人的禮貌。有次她帶我去西餐廳吃飯，我叫小弟倒水（示意自己用頤指氣使的態度使喚服務生）……她輕輕地點我一下，意思是叫我不要用那種態度跟人講話，提點我，卻不給我難堪……起初當然很難，但是慢慢地、慢慢地……我不一樣了！」

我不敢置信，他形容的人跟我眼前這位溫柔體貼的男人，太不一樣了。

他們兩個的結合，就像迪士尼的經典動畫故事《小姐與流氓》，是千金小姐與流浪漢之真人版愛情故事。

「他們一家人都是讀書人，是高知識分子。」有那麼一點點自己高攀的意味，「我能夠認識她，進到這個家庭裡……」靜默了幾秒：「這真的是我的福氣，是她給了我不一樣的生命……！」

「所以，她曾經這麼想要活，我們花了這輩子的積蓄，就是為了讓她活下來。妳說，我怎麼可以把她送來這裡，我不能違背她的心意……怎麼可以違背她的心意……」喃喃地，好似就在跟芳姊說……

那不能妥協的，是丈夫對妻子的承諾

霎時，我懂了。

轉來安寧病房時，已然無法做決定的芳姊，是傅大哥力排眾議，不顧芳姊家人的反對，把她送進安寧病房的。即便來安寧是他不願妻子受苦所做的決定，但這就像是一種背叛。背叛了太太當初的決定，也背叛了要陪她積極抗癌的承諾。**這兩端，都是愛，但是在矛盾的兩端爭著占上風**。

我想，大哥對疼痛絕對緩解的堅持，也是如此。

「轉進安寧病房，不就是為了要讓太太舒服嗎？那麼，我怎麼能讓太太再多受一丁點痛苦呢?!」

因此，護理同仁在照顧芳姊時，即便傅大哥保持客氣，但那不容許半點差池的期待，成為一種未言即明的壓力。更何況，若是傅大哥認為芳姊真的疼了、痛了，這更是讓背叛太太的自責變本加厲，因為他連守護太太最後一道承諾線都失守了！

「老婆！老婆！」傅大哥輕喚著芳姊，這語氣和聲調跟剛剛與我對話時截然不同！

「老婆……要不要抱一下？」他壓低身子，把頭靠向太太。

傅大哥撒嬌般，溫柔地跟太太討抱抱：「妳不要抱我了嗎？」不須等到她回應，他已經張開手，輕輕摟著她的身體。

芳姊移動幅度不大，但卻努力挪動身體，靠向她的先生。

說真格的，看見了這一幕，我全身的雞皮疙瘩都豎起來。原來傅大哥說的，都是真的！這也讓我想把他們之間的愛情故事寫下來，也留住這一刻，關於這對夫妻間至死不渝的愛。

我彷若見證奇蹟般地驚呼：「大哥，她剛剛靠向你了，她回應你了！」

他一如往常淡定的口吻，透著一絲得意地笑著說：「對啊，她會啊！」

他的淡定彷彿更是一種宣告：「我就告訴過妳了啊，她真的認得我。跟你們說，你們都不信。她真的會回應我啊！」

我一直都相信傅大哥口裡說的所謂「她認得我。」「我了解她！」因為十多年的夫妻情分，再加上多年的照顧經驗，培養出來的默契和身體變化的覺察怎容小覷。

但若非親眼所見，我沒有辦法真的相信。被認定「意識不清」的病人，仍可以如此意向清楚地用行動回應先生。

兩人雖然沒有眼神相接，但親密、相互靠近的肢體，道盡了兩人的濃情蜜意。兩人的心意緊緊相依、相親，密不可分。

居家安寧照顧——回家再次經驗家庭生活的美好

有一回，好不容易他們出院回到家，我隨同居家安寧團隊到家裡訪視。

一處在竹圍山區的小別墅，看上去有些歲月的痕跡，但稱得上是別緻清幽。芳姊的醫療床就擺放在客廳靠窗的地方。傅大哥一如往常，對著芳姊說話，就如同她意識完全清醒一般：「老婆，馬偕安寧的護理師和心理師來看妳嘍～妳知道嗎?!」哄著她：「ㄟ～對～妳看人家對妳有多好，從醫院服務到家裡！」

這會兒，換我們有點不好意思了。對我們來說，居家訪視就是安寧居家團隊的工作任務啊，是應該的。

護理師戴圓熟練地展開了護理工作，而我，就負責跟大哥聊聊，問問他和芳姊的近況。我自然、放鬆地一邊幫忙，一邊隨興地聊天。看上去還健朗的大哥，身體因為長期照顧太太，還是吃不消。上個禮拜還進了急診，除了心情上的忐忑、焦慮，也有睡眠上的困擾。

他也聽從我在醫院就給他的建議，有需要的時候可以到醫院精神科求診。好在，精神科醫師開的藥，對他的睡眠和焦慮的症狀很有幫助。大哥說，我們今天來是他這個禮拜整體狀態最好的時候了。

來到病人的家中，真的更能夠進入到他們的生活脈絡，讓本有的故事變得更加立體，故事裡的主人翁的特色也更鮮明，而且回到家中，我們與病家的角色少了一些醫病關係的隔閡，更多的是我們到人家作客時的輕鬆，傅大哥的臉上依然有他的招牌笑容，但是肢體更加的自在了呢！

我環視這個家，牆上掛著好幾幅大型、中型的浮雕似的掛畫。象形文字的雕刻，用紅色油墨刷色，好有味道。客廳不大，處處可見一些有巧思的布置，像是一些蕾絲製品、精緻的骨瓷咖啡杯。我心想，這布置應該出自芳姊之手，牆上的創作，那應該就是傅大哥了吧。

我好奇地問大哥：「大哥，牆上的那幾幅作品，是誰創作？」

他故作神祕：「妳猜呢？」

我：「我看那個刻印好像要費很大的功夫，應該是你力氣大，是你的作品吧?!」

大哥得意地說：「那是妳芳姊的作品！她去跟老師學的。那個是保麗龍的，不重，但是那個古文雕刻不容易的。」

沒等我回應，他繼續誇讚著自己的太太：「她還跳國標喔，身段很好的！」眼睛裡透著一種愛慕、崇拜的眼神。

「大哥，你不只欣賞她，還很崇拜她呢！」彷彿被說中了，繼續補充他的崇拜：「妳別看她這樣，身材瘦瘦小小的，可是非常有意志力，說要做都會做到的。個性柔柔的，但她跟人家生意上談判從來沒輸過（笑），我都輸她！家族間的大小事，也都她一手安排、協調，是家族的『喬事』專家，人家的開心果。」

對芳姊的愛滿滿，毫不掩飾。電視櫃上的相片，有他們夫妻和芳姊家族的照片。芳姊站在大家中央，左右兩邊有父親、丈夫相伴相擁，笑得極開心。

我看到客廳一角，放著一套音響和滿層架的CD，這是芳姊的收藏。在家的時候，她都會用音樂來營造氛圍，只是太久沒人動，都長灰塵了呢！我想，既然芳姊好不容易回家一趟，回家不只是身體回到家，也是享受著家的氛圍，何不我幫她放音樂來聽?!我向大哥提出了建議，他欣然同意。

我拿起了一張JAZZ，慵懶的樂音從音響流出，散到了空氣中，也感染了在場的每一個人。

突然，專注幫芳姊護理的戴圓好像發現了什麼，驚呼了一聲：「你們看!!」

大哥從沙發起身，快步走到芳姊身邊。原來，是芳姊哭了！

不知道這音樂讓芳姊想到了什麼，或許心中百感交集、感慨萬千，但至少，芳姊聽到了熟悉的旋律，知道自己回家了……

提起與放下，都因為我愛妳

就是因為美好，短短十幾年的夫妻情，叫人如何甘心放手？

最後一次見到他們，是芳姊病情惡化，再次入院了。看著芳姊消瘦的臉龐以及凹陷的眼眶，是癌症末期惡病質典型的樣貌呈現。大哥的狀態好像也跟隨著芳姊，顯得更加疲憊、委靡。

「芳姊和你看上去都瘦了……」我說。

傅大哥：「是啊，在家吃不下、發燒，周六晚上又緊急送回醫院。醫生說這次真的不樂觀，要我做心理準備……」

「你能夠接受嗎？」我很擔心準備了很久的傅大哥，仍是沒有辦法面對這天的來臨。

「我能夠接受嗎？跟妳說真話，我也一直在心中輾轉這個問題。昨天，我朋友看我真的撐不下去了，說要帶我出去走走。也不怕妳笑，我們去了一家王爺廟拜拜，剛好昨天王爺在起乩，我就去問了事。」

「王爺怎麼跟你說？」我問。

「結果我被王爺罵了！

「祂罵我：『怎麼這麼不照顧自己，把自己都快搞垮了！沒把自己照顧好！』然後又接著罵我拖著太太，反而更讓她受苦……祂說：『生死有命，她已經走到盡頭，你越捨不得她，越把你太太拖著，你們兩個都不好過，不是嗎?!該放手了！』

「我好像醒了。我承認，我一直沒有辦法決定放下她，我要自己很堅強的陪她走，她也好像在為我堅強。但是走了好長一段……她真的累了……妳看她，累了，看上去都老了，我現在……應該要放下了……可以放下了。」

「嗯，我懂了，你提起，你放下，都因為你太愛她。但你可不能自責拖磨她或自己，這都是過程，等你們都準備好，就可以啟程了……」

別了，芳姊與傅大哥，謝謝你們讓我見證夫妻永誌不渝、不離不棄的真實；雖然，你們沒能白頭到老，但這不就是人生，總有人先走，況且傅大哥怎捨得「放妳，為我目屎流」。他的堅強，是為了讓芳姊這朵他摯愛的花，在他臂彎裡花開，然後花謝。

心•理•師•的•呢•喃

「難搞」或「沒有學習能力」的病患家屬？

身心疲乏症候群（burnout syndrome）本用於臨床專業照顧人員，常見的身心徵候如感到身心耗竭、去人格化（麻木、寡情）與低成就感等。

有一些研究發現，末期病患家屬所呈現的焦慮指數特別高，常因為照顧的壓力以及家人病情的沉重，使得他們在身心都承受著極高的負荷，也產生身心疲乏症候群。較嚴重的適應不良者，可能會出現情緒困擾、睡眠困擾，甚至精神疾患等。

當家屬沒有隨著家人的病程在觀念上調適照顧的理念，掌握不到哪些該放下及取捨，這種適應不良的狀況很容易就讓他們變成所謂「難搞」，或是「沒有學習能力」的家屬。

事實上，這些家屬可能是潛在的需求者、隱藏的病人，反而需要好好了解他照顧心路歷程中的障礙，是需要被肯定與支持，以及給予適切的引導，以面對親人的離去。

參考文獻：《癌末家屬照顧者身心俱疲症候群之探討》，陳慶餘、釋宗惇著，財團法人佛教蓮花基金會會議論文，二〇〇六年。

老爸爸的失落心事——談老年喪偶

老先生的那些抱怨，其實是悲傷。

老年喪偶的悲傷，非常容易被忽略，因為老年人的死亡，容易被定位成「死得其時」。在人總有一死的前提之下，也多半會對長者有「這樣（高壽往生）已經很好了」、「年紀都那麼大了，面對生死應該早已坦然」的期待，但失去相伴一世的枕邊人，這個失落在內心的複雜程度，可能比我們想像的多更多。

伴侶離去後留下的空缺，就是失落的所在

前陣子，讀存在心理大師歐文・亞隆和他結褵六十載的妻子瑪莉蓮合著的《死亡與生命手記

——關於愛、失落、存在的意義》一書，這是亞隆陪伴太太從罹癌到死亡的過程。我邊看邊流淚，非常動容於他們書寫心境的真實。雖然兩位都貴為各自專業領域的大師級人物，但對於自己面臨死亡逼近時內心的糾結與脆弱，卻能夠這麼真實的記錄著，不避諱、不掩飾，讓讀者能夠直視他們面對死亡時的內心活動。

也正因為如此，身為小小書迷及心理工作者，透過書裡的一字一句，看見一位心理治療大師面對喪偶時的踉蹌腳步，但也在以愛為核心信念的狀態下，漸漸從低谷的泥淖走出。他們經歷死亡過程的每一步，都映射出我內心身而為人面對死亡的恐懼，但也從他們的態度中汲取一個核心的信念，正如同書裡寫到——「悲傷，是我們為敢愛所付出的代價」，而我認為，悲傷也可以不用「代價」來看待，因為**悲傷正是愛人與被愛的足跡**。

人們總說少年夫妻老來伴，少了年少時的激情，日子就在成家立業、養兒育女的瑣事中流轉，就像〈家後〉歌詞裡說：「從少年跟你甲老……才知道幸福是吵吵鬧鬧。」人們好像都要在某個足以讓人停頓、回看的瞬間，才懂得那些習以為常的日常，其實都是兩人互相依賴共生的證明。

相伴六十載的亞隆與瑪莉蓮，那算是令人稱羨的神仙眷屬了。與妻子相伴六十載的亞隆，在即將失去太太的那段日子裡，就已經深深地「意識」到，瑪莉蓮死後，自己的日子都將是「空缺」。屋子裡找不到太太的身影、周末夜晚的電影時光沒人相伴、沒人討論。那些曾經擁有過的時光，彷彿不再有意義，因為除了自己，沒人能分享……云云，這些都讓亞隆有種：「沒有妳，我竟不知道該怎麼活下去」的感慨，甚至連他也不斷地想否定，不願意面對這一切。

悲傷的變化型，需要耐心指認，直到當事人能夠認回它

只是，悲傷的表現樣態太多，尤其不是所有的人都像心理治療者亞隆那樣習於「觀看自己的內心」，常常是自己和他人都搞不清：「原來，這樣就是悲傷。」也不知道是不是男性和女性對於情緒表達的原廠設定不太一樣，「男性、老年喪偶」，讓許多男性的悲傷更是困難表達；當悲傷的變化型冒出頭來的時候，還真讓人摸不著頭緒。

一次，我印象很深刻，病房裡出現了一號令人頭痛的人物，一位七十幾歲的男性長輩。

他每天準時出現在病房探望他的太太，但令人害怕的是他總可以生出一推抱怨。一會兒抱怨我們給他太太的氧氣是不是不夠，讓他太太好喘；一會兒抱怨護理師粗手粗腳地把他太太弄痛了，她才會時不時發出呻吟聲；一會兒抱怨病房的空調太冷，讓他太太的手腳摸起來好冰冷……

病房上上下下所有經手照顧的醫生、護理師，甚至是佐理員，通通都被罵了一輪，最後還出動了護理長出面。

其實不難發現，他所抱怨的這些呼吸喘、呻吟、手腳冰冷……都是一些常見的臨終病人會出現的生理症狀，但是不論大家怎麼調整，都不可能讓他太太沒有那些症狀，更不可能令他滿意。大家不論怎麼解釋，都無法說服眼前這位「固執的老先生」。

於是，身為心理師的我被召喚去理解理解這位先生了。還好，平時我跟照顧搭不上關係，他的氣還不至於生到我這邊來，只是在我跟他會談的前面半個多小時，他卻又在抱怨一些家裡瑣事的日常，埋怨他的兒子、媳婦。

明明聽起來已經很努力想要照顧老爸爸的兒子，早上都會到家來載他出門到醫院，但卻被他說成：「怎麼這麼沒禮貌，好像我不會走路、不會自己叫車似的，我需要的是尊重！尊重！他知道尊重兩個字怎麼寫嗎?!」

晚餐媳婦也會煮好放餐桌，他卻抱怨：「飯菜都冷了，擺在那裡，誰會想要吃?!……還有家裡那台洗衣機，怎麼那麼難用。按鍵那麼多，洗個衣服那麼麻煩……」

兒子媳婦照顧爸爸起碼的起居，但老爸爸的失落心事，卻可能很少有機會被聆聽。

剛開始，以他的年齡輩分，我實在應該要尊重，充分地讓他表達，我也試圖從他的敘述當中尋找蛛絲馬跡——「到底在這些抱怨的背後，他真正想要表達的是什麼？」因為聽起來這些抱怨的事實，應該與他抱怨的程度不相符，同時，**在這些抱怨裡，只有他對事情的指控，卻聽不見他的感受，應當還有沒有被說出來的心聲藏在後面**。

於是，我還是禮貌性地打斷他。

我問：「聽起來，您最近的生活一團混亂？」

「正是！看來妳比其他人都聰明！」

我好像說中他的某個重要的感覺。他也站在他長輩的高度，給了我稱讚，但卻同時暗酸了其他人。

「好像家裡本來有的秩序都亂掉了，是因為奶奶生病住院的關係嗎？」

在這問題之後，他又說了好多沒有了太太的生活，自己過得有多混亂辛苦。

我想，他在這些敘說裡，開始意識到太太對他來說多重要了：「怎麼會這樣，我原本以為，我是公司的老闆，能力那麼好，管理那麼多人，管理自己生活會有什麼問題?!……但經過剛剛這樣一說，我在家裡……根本都是我太太在照顧我的生活，現在發現少了她，什麼都不對勁，吃飯怎麼都吃不香了……」雖然太太還在，但少了女主人的家，已經不像家了。

能夠好好悲傷，才是療癒的開始

我想慢慢地指認，那些抱怨其實是悲傷。

「所以可能不是醫護人員照顧不好，惹你生氣，而是你正為了想要平時照顧你入微的奶奶，得到好的照顧而心急，而且你已經開始不適應沒有她的日子？」在悲傷裡頭，是這對夫妻很平凡，卻交織得很深刻的愛，但平時可能連他自己也沒有意識到。而**不想要面對正在發生的失去，只好先聲奪人，這樣人人都忙著解釋他的指控，就沒有機會跟他談到他真正該面對的死亡了**。

「妳都說對了……我也不想再騙自己，我太害怕了……我不知道沒有太太的日子，要怎麼過……我也很愧疚，直到現在才知道珍惜，但，人都已經要走了，我沒有半點彌補的機會了。」

此時此刻，所有指向外的矛頭，開始轉向內。他也終於可以認可他的無的放矢，只是在掩飾他不知道該怎麼對人說的悲傷。

「我想，能夠真實地說出自己的悲傷，說出對奶奶的需要與愧疚，對你來說真的很不容易。但在我看來，能夠好好悲傷，才是療癒的開始。而且，不是沒有機會彌補，甚或奶奶要的也不是彌補，她需要知道你知道（她為家庭的付出），所以趕緊把握機會，趁她還在的時候對她說吧！」

心・理・師・的・呢・喃

當長輩失去伴侶

相信這位爺爺的故事，也可能正發生在每個家庭的角落。可能那個正在發獅子怒吼的人，有顆受傷卻不知道怎麼療癒的心。

而年長的長輩，失去伴侶就是失去他一生中最長情的陪伴，很難一言以蔽之的失落，也需要有管道能夠給予持續的關心和支持。

輯三

以愛，陪伴喪親兒童

天堂的樣子

「我這麼努力，孩子卻更加受苦？」

12樓病房，是我特別喜歡，但也是我最不想踏進的病房。

每每我走進去病房前，我都要做好幾個深呼吸，預先做好心理準備。可是為什麼呢?!這裡明明是醫院裡面最可愛的地方。

病房自動門前，有一隻人形大小粉紅兔的裝置藝術，走廊兩旁還有可愛風格的插畫。厲害的是，插畫牆是半透明的，裡頭還搭配有光源，參差地發光，空間因此可愛鮮活了起來，讓在醫院行走的人們彷彿來到一個不是醫院，而是兒童樂園的地方。

然而，病房大門一展開，雖然色調和布置一樣充滿童趣，但裡頭住著的全是生了病的孩子——這裡是兒童血液腫瘤科病房。

最小的老病人

其實，有別於一般人對於癌症都致死的刻板印象，大多數的兒童癌症治癒率都頗高。只要早期發現，按照醫師規劃的療程治療，許多的癌症病童都很有機會被治癒。

心心是12樓病房最小的老病人。

她不像其他穩定治療中的孩子，可以四處串門子、找樂子。因為長期抗癌，免疫力一直都不好，骨頭還被癌細胞入侵，脆如雞架，連站都有問題，更別說走遠路。心心是個連公園都沒踏足過的孩子。

第一次見到心心，是跟著團隊的查房來到她的病房。護理師為大家簡述每一床病人的病況摘要：「神經母細胞瘤，這次進來做例行性的抗癌治療……」專業地說完病情，她轉頭對我說：「心心才兩歲，卻已經是我們病房住最久的老病人，因為她一歲不到就被確診，之後幾乎每一到兩個禮拜就要進醫院治療。」這是護理師阿姨對孩子的不捨。

我明白護理師的不捨。孩子短短的有生之年幾乎都在醫院度過，真的很辛酸。

她繼續補充：「因為刺激少，語言和行動的發展比同齡孩子的發展都緩慢一些，也滿沒有安全感的，很黏媽媽……還好心心媽媽很有耐心，總是很願意花時間了解她……她身體舒服一點的時候，就會變成大家的小甜心。每回查房都會衝著我們甜甜地笑。你說，不整顆心都融化也難啊！」護理師連串說著，一邊推開房門。

這對母女真的讓我印象深刻。即便是長期抗戰的狀況，心心媽媽仍悉心地把生活打理得別緻。

自己穿戴整齊，看起來容光煥發，病房裡也整理得一塵不染。跟媽媽依偎在一起的小心心，睜著一雙靈動大眼，骨溜骨溜地看著來訪的叔叔阿姨。

然而，殘酷的現實以極大的差距對比著這眼前美好。心心因為腫瘤壓迫，長期不良於行，更辛苦的是骨頭脆化，需要長期用石膏模支撐，而孩子長時間接觸石膏的皮膚卻因此潰爛脫皮，其劇烈的疼痛可想而知。

心心媽媽打一盆水，用紗布巾沾水，輕輕擦拭著心心的腿。整個水盆裡漂盪著從她腿上脫落的褐色皮屑。

心心當然還是因為痛而哭了。看到我們進病房，她噙著淚水，抿著嘴忍耐，見著我們，媽媽輕聲對她說：「心心，侯叔叔來嘍！」

她抬起頭，含著淚水的眼睛還是投出一抹笑意。

當你看見小小身軀卻仍然展現大大力量的時候，你會覺得她特別勇敢，但也特別的不捨。有一股衝動想要抱一抱她，因為孩子，如果不是巨大的現實無奈，何需要如此勇敢？

穿著白袍的我第一時間還是有種專業的包袱。慶幸自己戴著口罩和眼鏡，只要冷氣夠強，我的熱淚就可以被冷卻，不容易被看見。

最兩難的處境

從我第一次見到心心之後的一兩年，聽說她的病況其實一直都不是太樂觀，起起伏伏地常常在鬼門關前徘徊，但人家總不願意就這樣放棄一個才剛來到這個世界的孩子，無不是盡了一切努力，想要留住這個孩子。

剛開始在大家的努力之下，心心好像都可以撐過每一次的難關，活了下來。只是癌細胞並沒有因為大家的努力就放過心心。常常是慶幸守住了某處，它又從別處偷襲，攻勢猛烈讓我們節節敗退，漸漸地，醫護人員都意識到心心大概沒有回頭路了。

一天，侯醫師剛查完房，我正巧在護理站跟護理師交完班，要開始安排訪視順序，本想點頭招呼後，盡快開始今天的訪視工作，但侯醫師舉起他的右手，示意我，他找我。

我望向站在走廊尾端單人房門前的他。我的直覺告訴我，他要跟我談心心。

侯醫師：「映之……今天要麻煩妳先去看一個病人。」

「嗯。」我還沒有進一步詢問，大概可以從他沉重的面容知道事情的嚴重度。

「妳知道心心吧？」

「是的，我之前跟你們一起去看過他們，但我沒有正式去拜訪，因為我聽說他們一直適應得不錯。」

「是沒錯，之前真的是關關難過，關關過，我們也曾經很樂觀……昨天心心剛從加護病房出來，這已經是半年來第三次的敗血症發作。抗癌這幾年來，她小小的身體已經是千瘡百孔，太過虛弱，沒有因應的能力，隨時都可能拉警報。但就腫瘤本身來講，不是不能繼續用藥，但就是擔心她承受不住下一個療程帶來的種種副作用……」

侯醫師說到這，點明了一個醫療現場最兩難的處境，考驗著醫護，也考驗著病人和家屬。

「該努力到什麼程度？」又或「什麼時候該停下來？」進一步可能增加受苦，退一步可能是骨肉分離。進退維谷，都是扎心。

以「最大利益」預思兩難

侯醫師大概也是預見了接下來會更頻繁地遇到兩難抉擇，他預備讓這個家庭開始思考。

「剛剛我大致上跟媽媽談了一下關於這陣子，我們對心心身體變化趨勢的觀察。我請她和先生需要開始有一些心理的預備，以及討論是不是要開始並行緩和醫療……但我剛講到這裡，心心媽就一直顧左右而言他。我不是不知道她一直努力做個一百分媽媽，這麼幾年來都這麼努力，聽見緩和兩個字，就像要她『停下來』、『不努力』，等於是放棄了自己的孩子……」

侯醫師算是看透了心心媽媽不願意聽下去的原因。

身為疾病治癒眾望所歸的聖手醫師，不也希望著病人回返健康？而當面對當前的兩難，我相信同樣的心酸也在侯醫師心理發酵。

推開房門，心心媽媽頹喪地坐在沙發，兩眼發直，沒多理會走近的我。我在同一張沙發坐了下來，跟她保持一個座位的距離。

我用距離表達著我的陪伴，「我願意更靠近一點，只要妳準備好，我都在這裡，但現在，我留有妳需要消化情緒思考的空間。」

我們倆都沒出聲。

她在想，我在體會她。我習慣留給病人這樣的時空。身體和語言看似沒有動靜，但心理狀態是流動的。

心理需要這樣流動的空間，才能將剛剛被沖擊到流落在外的意識收束回自己身上。自己陪著自己走一段，走到哪裡都沒關係。重要的是，這樣的心不致麻木，可以動彈。

終於，她開口說：「我是不是該放棄了？我的孩子沒救了！」有點低吟般的，把她心裡面的恐懼吐了出來。

侯醫師真的猜中了。

其實，剛剛病情說明旨不在宣告終點，而是希望接下來的每一步，「在以孩子最大利益」的思考下不囫圇吞棗。

併行緩和治療就等同放棄？

孩子會不會因此多受苦？常常在救命要緊的情急之下，是很難被顧及的。

治療之途到了一個關鍵的隘口，除了治癒性的治療，還需要提高孩子身體舒適、生活品質等的需求性照顧。

一方面不至於積極抗癌，卻反而折損了孩子的生命力；二方面，在治療遇到阻難時，提前思考種種的醫療措施，是在避免下一次緊急情況發生時，只能手無寸鐵地先救命再說。看多了這類憾事，深怕醫師不願他們因為毫無準備而抱憾終身，所以才會在這個時候提出來。

而併行緩和治療等同放棄?!不，絕對不是的。緩和醫療跟抗癌治療同樣都有「積極」的本質。積極地讓不舒服少一點，積極地讓身體好過一點，更甚至很多的病人在使用「積極的緩和」醫療之後，身體舒服了，心情愉悅了，整體的能量提升了，反而還有本錢再下一城。

但我明白，這麼些醫療訊息確實對一位母親而言，如同龐然大物，拔山倒樹而來。暫時，她沒有辦法感到半點善意，心理上也不具備半點消化理解的能力。她好像已經升白旗，舉手投降了。

所以我沒有選擇在當下多做說明，我只是盡一切可能地先讓她穩定下來。待這陣頭皮發麻過了後，她才能再聽進一些什麼吧。

緩兵之計

我掛記著心心和心媽一個禮拜了。那天，我挑了一個接近午餐時間去拜訪，應該是大人小孩精神大抵不錯的時候。

叩叩，我敲了門進去。大白天的單人病房，不曉得為什麼窗簾拉起，就像是夜晚，一張病床就在房間的正中央，床上沒有看到孩子，孩子正趴睡在一旁陪病椅的媽媽身上。

跟病房外的忙碌擾攘氛圍截然不同。空氣裡的悄然，彷彿在訴說著孩子和母親的脆弱到已無法再承受多一點刺激和打擾。

但心心媽媽好像知道我要來，給了我一個手勢。她把心心抱上床，示意我到大門和病床的過道中聊，以免吵到入睡中的孩子。

經過了一周，我覺得她好像恢復了一點氣力，至少不再驚嚇到麻木。

她主動對我說：「抱歉，上個禮拜我失態了。」

她一直是這麼行禮如儀的人。大概是覺得在外人面前顯露太多情緒彆扭了，第一句話先是跟我道這個歉。

「不用跟我道歉的。我來，本來就不是期待妳都好好的，反而希望讓妳有機會能說一說，宣洩一下。

「妳上個禮拜嚇到了吧?!」我破題。

「我是真的嚇到了！因為我覺得我在聆聽宣判，可是我卻無半點準備。這麼些年來，我一心一意就是想陪伴我的女兒可以從這裡畢業（註）。再怎麼辛苦，我都願意，我把我的工作辭了……我……全心全意只為她活。」

這是不是就是台灣人說的傻母親？孩子的事不是第一，而是唯一。子笑母樂，子哭母悲。我完全明白這份母愛，但也為此捏了把冷汗，沒有自己融合般地活著。兩人三腳，孩子一拐腳，自己可是會跟著跌滾在地啊！但母愛強韌，幾近固執，這要怎麼幫？

「一路以來我們不是一關過一關嗎？就算敗血症、住加護，心心也是挺過來了。為什麼在這個時候要我思考什麼時候該停，要緩和醫療？我真的弄不明白！是要我推翻過去的一切努力，舉雙手跟魔王投降嗎？」

她一股腦地把她心中的疑惑生氣地說了出來。

因為太過痛苦，關關難過，關關過的「成功經驗」，這時候反而是她拿來防衛用的大旗。彷彿如此，可以不用面對、無須思考，一切應該可以如同過去一樣all pass。

「當然不是的。只是妳想過，抗癌治療的藥劑，可能比魔王更致命？」

我用了她的隱喻。把那最難、最重的，稍稍藏在比喻裡，好像總能多爭取到一點對話的空間。

她愣住了。顯然，這打中了她從來沒想過的盲目區。

「什麼意思？抗癌藥物不就是拿來抵抗癌症？把癌症消滅了，我們不就打贏了這場仗？」

「是啊，但前提是在戰備糧食充沛的情況啊。現在的情況是我們有武器，但心心身體在缺糧狀態，而且敵方在心心身體裡攻城掠地，早在很多地方占地為王了。妳覺得我們該怎麼辦?!」

「休戰、養兵？」幾乎毫無思索地回答。

「是啊，不管如何，即便要戰，也不能讓心心處在一個必敗的險境。像妳說的，我們有時候為了積極治療，反而需要緩兵之計。休息一下，不見得是壞事。」

說到這裡，她的表情才鬆緩了一些，可以接受這個緩兵之計。

其實**很多時候，對於病人在無可逆轉的現實裡受苦，就像前方荊棘密布，若硬要他從我的視野看見藍天，這僅是旁觀者的風涼**。

然而，心理工作是善巧做工的，當陪伴低頭同行時發現了腳邊的光影，這是與她視線同步可以見到的光，拍拍她的肩指向上，抬起頭，我們的心便在同時間穿越了荊棘，收穫一片藍天。

我把她帶到這個世界，是想要把這世界所有的美好都給她

但我想，再前進一點。

「還記得有一次，我跟查房進來你們的房間，我看到妳捧著一臉盆的水在幫心心擦腳，是不是長期打著石膏，皮膚受傷了？」

我說著上次令我心疼不已的那個畫面。即便現在只是回想，我都能因為感覺痛楚而皺著眉。

我藉此起了個頭。

「對……她整條腿的皮膚，都是潰爛的，但是打著石膏，她多少還能稍微下床活動。我不要她整天只能躺在床上，什麼都做不了。我們大人都受不了整天臥床，更何況是孩子。為了這一點點的自由，她曾經跟我說：『媽媽，我不怕痛痛，心心想去園（公園）。』我曾經答應她，等她病好一點，我要帶她去公園玩。妳知道當媽的，小孩痛，我是比她更痛，但是難道我要帶孩子去公園的時候，她只能坐輪椅看別的小孩玩嗎？所以我只能忍著心痛，幫她復健、幫她擦腳，盡可能地維持她的功能。」

「……我可以感受得到妳的心在拉扯，而且非常痛！妳辛苦了。」

「嗯……怎麼說呢？我不覺得我在拉扯，為了心心，我告訴過我自己，再怎麼不容易，我都得忍。但聽妳說『妳辛苦了』……好多好多的情緒好像被翻了起來。我好少想到自己，很少發現自己過得非常非常的痛苦。我沒有辦法用言語形容我有多痛！為了她，我很壓抑我的情緒。

我擔心我顯露難過，會讓她傷心，所以我只能把所有的痛往肚子裡吞……」

她吸吐了口氣，轉過頭去看著心心。過了好久好久，說：「唉！怎麼會這樣……我這麼努力，她卻這麼受苦！我這麼努力，但卻留不住她的笑容。我把她帶到這個世界，是想要把這世界所有的美好都給她，她是這麼的美好……她現在，怎麼會成了一個沒有情緒、沒有表情的孩子?!」

要一個媽媽在心理上這麼清晰地意識到孩子承受巨大的痛苦，是一種沒有刑具的酷刑，但是若不把視線前方的障礙移開，媽媽更是救不到孩子。

當她意識到「我這麼努力，孩子卻更加受苦！」的時候，彷彿可以撥開心理的防衛，看到現實，發現努力卻受苦著的狀態，好像不是她要的。

就讓這個「看見」在她心裡發酵吧。或許是這個矛盾的意象，才讓她真正可以開始思考，開始衡量可以怎麼重新調整努力的砝碼。

移居癌症星球的孩子

那天之後，我再找了一個時間，特意要去看心心，我想知道她好不好。

我對她的印象仍停留在那抹笑靨，但畢竟已經過了好久，我有心理準備，可能這次去我要面對的，是心心媽媽說的那個面無表情的孩子。

孩子本來應該是大膽無畏的，在生活中探索世界，在遊戲中獲取經驗，但在跟許多病童工作的經驗後，我卻發現，久病的孩子，玩不太起來。

罹癌，就好像移居到癌症星球。那裡所有的一切都是新的，新生活（常進出醫院、長期住院）、生面孔和陌生的自己。

光是自己身體的怎麼了，對孩子來說，就已經是大哉問。怎麼就痛了？怎麼就吐了？怎麼身體熱熱就沒力氣了？然後又怎麼老是要打針？怎麼老是要住院？不能回家嗎？我想上學、找同學……這些對小孩來說很不容易理解的事情，會產生很多沒有辦法消化的情緒。

長期下來，要跟這樣的孩子展開心理工作，在我的經驗裡，是比跟成人單純的談話治療來得困難許多。

我有一只黑色的登機箱，裡面裝著要與病童進行遊戲治療的道具們。每次，我要上12樓病房，總會經過門診區，人聲鼎沸的吵雜卻反襯著我內心需要的安靜。

那段路程，好像是自己一個安頓內在的儀式，可以讓我的忐忑在行走中漸漸緩和。我發現我的忐忑是面對久病的孩子，越是想要幫助他們，越是想要為他們做些什麼。若連遊戲治療中的遊戲都無法順利展開，不就什麼都做不了?!

療效在用心的過程裡

然而，當我關注自己的忐忑，我有一層更深的發現，面對自己無法展開治療的無助，孩子們「玩不起來」不正是他們無助與無可奈何的心理狀態？即便慢慢習慣在癌症星球上的生活，孩子也慢慢能預期這裡會發生的事情，不再那麼驚恐，但是孩子畢竟不若成人，長期沒有解除的警報、自由和行動都只限縮在此，孩子玩樂的內容變得單調。

而病得更重的孩子，彷彿需要更加鈍化，才不至於消耗太多精力，也不會因此太敏感於外界的刺激，所以常常情緒和表達都是麻木而平板。

帶著這份理解，就能把屬於自己的擔心擱置。與其擔心心理工作能不能有效，更多的是專注在透過治療關係，幫助孩子「雙向轉譯」。用他們理解的方式，傳遞複雜的訊息，讓他們更適應癌症星球上所遇到的種種，也把他們的所感、所想或甚至莫名所以的情緒……消化後再轉譯給他們，讓孩子知道自己是被理解的，這就是雙向轉譯。

要達到雙向轉譯，最需要的就是用心陪、用心玩、用心理解與全力支持；我想，我期待所謂的療效，不在結果，而在種種「用心」的過程裡。

果真，那一天的心心，已經不像過去我認識的她，能夠對這個世界抱持開放和投以友善。

我認識她，但我對她來說，卻是陌生的。

她看著我進房間的眼神，充滿了防備，謹慎地並未作聲。

我試著先傳達我的善意，對她微笑、跟她自我介紹，跟她介紹我的箱子裡的東西，看看有沒有能吸引她的目光的。

她的頭撇了過去，跟媽媽說：「我想要睡覺。」

我怎會不懂這個善意的謊言，就是沒有想要和我連結的意思。

還好心心的媽媽在一旁，好像我的救星，她主動開口說：「心心，妳看，老師今天穿了什麼顏色？」

心心把頭轉了回來，看了看我身上的粉紅色毛衣。

「是心心最喜歡的粉紅色，是嗎？」

心心點了點頭。我脫下身上的白袍放一旁，露出整件粉色毛衣。沒有了白袍加身，好像就少了點嚴肅氣息，我順勢把身體往她更靠了過去。

心心媽媽果然還是最了解孩子的人。用了一個孩子的喜歡跟粉色衣服的串連，就把我跟心心的關係連了起來。

我說：「心心，我的箱子裡有一些玩具，妳都可以看看喔。妳可以決定妳要玩什麼，怎麼玩，或是不想玩，都是可以的喔！」

少了威脅感，心心開始探索我的遊戲箱。摸了一下娃娃屋和人偶，但玩了一下，也放下來了。她把色筆拿了出來，但也沒想用它畫畫……在箱裡翻看了一輪，都沒讓她目光停留太久的時間，而看到恐龍模型（象徵威脅物）的時候，卻瞬間哭了出來。

她又再次躲進媽媽的懷抱裡，那才是她目前最有安全感的堡壘。

但我告訴她，沒有關係：「我知道這些『硬邦邦的玩具』、『可怕的恐龍』都不是現在妳想要玩的。老師下個禮拜同一個時間再來，帶不一樣的玩具來喔！」

在我和心心的第一次接觸，我希望傳達的是「我重視妳的感覺」，而且在這個關係和情境

裡，妳是安全，並且可以有掌控力的。

接下來的好幾個禮拜，我都在固定的時間出現在她的病房。有時候玩的時間長，有時候玩的時間短，當然也有時候她剛好在睡（但都會請心心媽媽告訴她老師來過）。漸漸地，心心也會開始期待每周的「粉紅老師」來的時候。

在有限的時間和空間裡，我沒有辦法提供大量多樣化的玩具讓她選擇，但在第一次經驗後，我知道，心心的心目前需要的好像是更加柔軟、不帶威脅性的物件，於是乎，我準備了好多顏色的超輕黏土。

這種黏土的輕柔觸感，就連大人把玩都好有療癒力，而且可以在手上把腦海的想像幻化成各式各樣的具體物件，真是太有趣了。

開在妳心上的花園

幾次下來，心心可以很自發性地把玩黏土，也會拿媽媽平時唸給她聽的繪本，要我捏出故事裡的小東西們。

那天，心心「order」我做了愛偷吃的小老鼠，還有一顆小老鼠愛吃的草莓。

她也在旁邊拿了好多小小塊紅色的黏土，揉揉揉，揉成小小的圓形，看了看，說：「我想要下面尖尖的。」示意我幫助她。

好喔，這簡單。我拿著她已經搓好紅色的黏土團，用食指尖壓住一個端點在桌上搓一搓，是個有尖尖的水滴形了。

「這是什麼呀？心心。」

「是紅蘿蔔！」

「哇！妳做了好多紅蘿蔔！」

「這些紅蘿蔔種在哪裡呢？」我下意識地問她。

「花園裡。」這時心心難得精神好點，揚起淺淺開心的微笑。

「我們一起來做花園，好嗎？」

綠色的黏土在我們手上歪七扭八地被展開，但在那時的我們眼裡，那真是座美麗的花園啊！

心心小心翼翼地用食指和大拇指捏著剛做好的紅蘿蔔，把尖尖的端點朝下，歪著頭、用點力氣，將它插在綠色的花園裡，一個接一個。

我們就好像公園裡的園丁，開心地陸續為這座花園增添一些夥伴們，讓原本就美麗的花園，更多了生氣盎然。

然而，我不禁好奇，這從出生後便因為神經母細胞瘤住院治療的孩子，因為免疫力低下，幾乎過著禁足生活，怎麼能夠在心裡有這麼清晰、那麼鮮活的公園景象呢？

我想，是不是媽媽最近有帶她去公園。

「心心最近有到過公園啊!?」我問心心媽媽。

「沒有啊……」最近被下禁足令的心心，沒出過醫院大門。

「啊！我知道了，是我最近跟她講的故事裡出現過公園……那是一座天堂裡的花園。」

她想起來了，那是一個關於天堂的故事。

「我最近在準備道別。」心心媽媽篤定地說。

心心媽媽說自己是一位虔誠佛教徒，認為死後能有佛菩薩接引到西方極樂世界是最殊勝的，她相信西方極樂世界是一個只有快樂，沒有苦痛的地方。她想要從現在開始，就跟心心介紹有這麼一個美麗的地方，慢慢地讓她接受，讓她不要害怕。只是心心還小，光用說的，怎麼能讓心心懂呢？於是她想到曾經有院牧部的志工圖書推車，裡頭有幾本這類型的童書。

她想，耶穌的天堂應該跟佛陀的極樂世界一樣，都是個快樂、光明的地方。如果有合適孩子看的繪本，可以介紹給心心，那不論是天堂，還是極樂世界，都是聖者的應許之地。不論去到哪裡，心心都會被照看的。

於是，她向志工處要到了一本繪本，裡頭有個故事就叫〈天堂的樣子〉。天堂裡有座花園，耶穌歡迎所有的孩子到祂那裡。在天堂花園裡，有盛開的花朵、有小鳥在歌唱，而且最神奇的是，種什麼得什麼、要什麼有什麼，所有想得到的、想不到的，耶穌都為孩子預備好。

聽她全程用穩定，甚至是愉悅的口氣說完，我覺得好震撼。

眼前這位媽媽比我想像中勇敢。她比我們想要預備她思考的，還要更往前推進了幾步，甚至開始預備她的孩子。

我已經不用去追溯，這期間是誰、是什麼催化了這個改變，讓她從原先的抗拒走到了這步，但她讓我見證了母親對孩子的愛，原來可以這麼具有超越性。

原先是愛讓她著眼在救命、存活，如今她跨越了進退維谷的兩難。我猜不是她不悲傷，而是這份很大的母愛支持著她，讓她敢放手，讓另一份永恆的愛來承載她的最愛。

「妳知道嗎？妳跟她說的，她都知道、都記得。心心的心中有座天堂花園，而且花園裡生氣勃勃……那是耶穌所造的花園，活生生地在她心裡存在著呢！」我好激動，也是說給自己聽！想到心心是這麼生動種著紅蘿蔔來演出這個花園的生機盎然，就像天堂的一切在她的心裡活著一樣，又想到當心心離開這個世界時，若真能到這個匯聚一切美好的世界……「無憾」兩字在我心底油然而生。

因為知道，所以有了平安

幾年後的某天，我在社群媒體看見了一則同事附上照片的貼文。從貼文中的悼念文字和追思禮拜的照片，雖然沒有人名和人像，但從那描述裡，我知道是心心走了……心心終於還是離開了。

第一秒，心裡被震了一下，因為知道孩子離世了。

下一秒，又因為知道天堂花園盛開在她心裡，於是我的心底有平安。

心・理・師・的・呢・喃

關於孩子的遊戲治療

大多數的心理師在跟孩子工作時，會選擇遊戲治療作為一個主要的工作取徑，因為遊戲是孩子最重要的工作。

他們在遊戲中體驗身體經驗，發展認知、學習語言、練習社會技巧、探索和表達情緒等。簡單來說，遊戲，幫助我們跟孩子建立關係，也幫助我們從他們「玩出來的」，來認識進而評估他們的心理狀態。

在醫院進行的床邊遊戲治療，受限於治療中孩子的身體狀態、空間的不便利，治療需要有許多的形變，但不變的是在過程中，心理師仍可以透過看見（了解和同理）、語言化的反饋以及正向的治療關係來提供他們情緒的支持，並且多一點對自己的掌控感。如果還能夠貼近地轉譯出孩子們的心理狀態，就能幫助醫療者更以孩子的需求為中心的規劃醫療措施。

在醫療現場，有時真正帶來心理療癒的，不拘泥於治療形式，也不拘泥於專業的頭銜。

在心心的故事裡，侯醫師在關鍵時刻啟動了家庭面對危機的心理運作；媽媽更是孩子的心理療癒者，是她從頭至尾，用最大的心力陪伴心心度過每一個治療的困難，甚至到了最後，因著她對孩子的理解以及母親的大愛，善巧地用了一個繪本的故事，帶領她自己以及孩子，面對了死亡，甚或超越了對死亡的恐懼，這是連我都不見得能辦到的。

我願，所有需要先離開的孩子，都能得到一雙天堂來的翅膀，帶他們飛越現實的險阻、見著天堂的樣子，超越心靈的恐懼。

註：這裡的「畢業」是長期抗癌的病人用來表示康復，不用再來醫院報到的意思。

有個女孩笑嘻嘻

她說：「就是會死翹翹，就像爸爸一樣。」

有一陣子，病房裡突然多了一個小開心果，一個四歲的小女孩，我叫她笑嘻嘻。

笑嘻嘻每天什麼時候來到病房，只要聽到她玲瓏的笑聲和叫聲便知道。她會被阿嬤或媽媽牽著手，從電梯口出現，然後不一會兒就掙脫了大人的手，一邊揮揮手和路上的護理師阿姨大聲打招呼，一邊筆直的衝進她爸爸的病房，隨之而來就會有笑嘻嘻的媽媽或阿嬤跟在她後面，喊著要她小點聲的呼喊聲。

笑嘻嘻的爸爸是骨肉瘤末期來到病房，巨大的骨肉瘤壓迫著他的頸部、背部，漸漸地出現了呼吸窘迫的狀況。體型本就碩大的他，駝著背，只能勉強用四腳助行器緩步在病房裡短距離的行走。

笑嘻嘻的個性應該是像媽媽，光從接觸的第一印象就知道，她和媽媽都是「人人好」的個性，看到每個人都笑嘻嘻、愛聊天，天南地北地可以聊上許多。

但笑嘻嘻的爸爸卻是名副其實的宅男，笑嘻嘻的媽媽說他過去好多年都沒有正式的工作，整天宅在家裡打電動，但很怕吵，所以當她要出去工作時，先生獨自跟笑嘻嘻在家，父女倆卻很少有互動，就跟他在病房一樣，大多數的時候不發一語，表情煞是「厭世」，但**真實的他，卻對於死亡有許多的恐懼**，面對越來越嚴重的呼吸窘迫，恐懼之下產生憤怒的情緒，半夜不敢睡覺、白天把氣發在太太身上，對太太頤指氣使，病房裡氣氛烏煙瘴氣，就連笑嘻嘻每天興高采烈地拜訪，他總是無動於衷地冷漠以對。

由於笑嘻嘻的爸總是拒人於千里之外，笑嘻嘻的媽反倒成了大家了解這個家庭和陪伴的焦點。

她當年不顧父親的反對嫁給先生後，等於跟原生家庭畫下了界線，日子過得再辛苦，都沒辦法再從娘家獲取半點支持和支援。可悲的是，婆婆這一家，卻偏心小叔，雖然一大家子同住在一個屋簷下，但是婆婆幾乎把所有的資源都挹注給小叔，先生和自己只能奮力地維持著自個兒小家庭不容易的生活。

然而，屋漏偏逢連夜雨，先生因為工作態度懶散，被原先的公司資遣後，長年的失業狀態，讓所有的經濟擔子落在了這位年輕太太身上。

在我們聽來最可惡的，是先生身上也有一些存款，但在自己治療期間卻都不許太太挪用，就連太太苦苦哀訴龐大醫藥費的重擔，甚至是討論到後事的花費，先生仍是不願將提款卡的密碼透露給太太，一切都是太太咬著牙，撐過一日又一日。

聽到這裡，大家都為這位年輕的太太叫苦又叫屈，但是清官難斷家務事，除了情緒支持，還得靠社工師出馬來了解這個家庭的經濟紓困方案該如何進行。

選擇不怨懟的日子，至少還能夠開心地笑著過

知道她的故事之後，病房裡的牧師、社工師……都陸續來到病房關心她的情況。笑嘻嘻的媽倒是看得開，她有著台灣女人的「認命」的韌性。

她最常掛在嘴邊的一句話就是「沒關係」。「沒關係啦！誰叫這是我選的。」「沒關係啊，這就是命啊！」「沒關係啦！日子過著過著就好了……」好像一句沒關係，是生命受苦的解藥，吃苦當吃補就能把生命裡的苦都吞下肚，選擇不怨懟的日子。至少還能夠開心地笑著過。

所以不論是自己的婚姻、在婆家的境遇，一切云云她都是這樣笑笑淡淡地描寫過去。一切都

沒關係，只要自己有能力做的，就承擔吧！這一種台灣女人獨有「沒關係的韌性」，就像吳念真導演曾經這樣描述台灣女人的心：「再艱苦，也要讓老天笑出聲音來！」台灣女人常常用這種苦日子笑著過驚人的意志力，保護自己羽翼下的覆卵，就這樣守護了自己的一段婚姻、撐起了自己的一個家、就這樣用自己的一輩子養育了一代人，說真的，這樣的精神，著實令我敬畏！

她一直表現得堅強樂觀，遠遠的都能看到她圓圓的臉龐上掛著上揚的笑容，把一雙不怎麼大的眼睛笑瞇成了一條線。

這樣一個堅強的女人，唯獨那四歲笑嘻嘻的小女兒是慈母心上最軟的那根刺。捨不得小女兒，讓堅強的心終於有了破口，終於還是流下了慈母淚，也讓旁人的關心終於能夠有入口了。

飛不起來的媽媽超人袍

在她的口中，笑嘻嘻是她生命最大的禮物與寬慰，她謝謝先生給了她一個這麼棒的孩子，讓她的生命中有快樂、有笑聲。

笑嘻嘻這麼一個天真爛漫的孩子，不管爸爸的態度是怎麼樣的冷淡，自始至終都是這麼地愛著爸爸，天天都吵著要來見爸爸。

但是心細的媽媽卻看出女兒跟爸爸的互動裡，好像少了一點什麼。女兒想要靠近爸爸，卻好像因為爸爸的狀態有點怕爸爸，每次來醫院，只會進去看爸爸一下，之後就會吵著大人要去其他地方像是遊戲室、交誼廳……就是不願意在病房裡多待一點的時間。

但偏偏笑嘻嘻又總是笑嘻嘻，當媽媽的實在不知道孩子真實的想法、情緒是什麼。擔心孩子不曉得是太天真、搞不清楚狀況，還是這個孩子過分貼心地藏著自己的情緒？不知道她到底知不知道爸爸的狀況其實已經不好了，也不知道該怎麼引導這麼小的孩子去了解爸爸。

這大概是當媽的最無助的時刻。在日常生活裡，只要換上超人戰袍就能夠是女兒的超人，只要是女兒需要的，什麼都難不倒為娘的。然而，在這個內外交困的窘迫處境下，外在情況負荷過重，重得媽媽的超人袍無法為了愛女飛揚了。

我說過，只要是孩子的事，我是義不容辭的。雖然我不是媽媽，也當不了超人，但我可以是陪伴小女孩的朋友。

今天我跟笑嘻嘻相約要一起玩遊戲。一大早，我把所有的「傢俬」備好，等待我的好朋友笑嘻嘻。她也超興奮的，一進病房就說要找之之阿姨，我們就從電梯口手牽手，一起跑跳著到走廊底端的會談室，那個我自己也好喜歡的小天地。

常常在工作疲憊時，在病房一隅可以覓得陽光透過樹梢灑落的光影，就是片刻寧靜與美好啊！我在那裡準備了娃娃屋、有家人玩偶可以玩扮家家酒、有黏土、畫紙、畫筆、亮片、串珠、膠水……可以讓她自由發揮。

兒童的悲傷工作，只能有個大方向，但會怎麼發展，總是得依照孩子的脾性、需求，邊走邊探路地順著自然走。

想為孩子做點什麼的心熱熱的，但是我的野心小小的，不知道能為她的悲傷給出多微小的幫助。我只企盼小天地的美好和有溫度的陪伴，能為笑嘻嘻的這段回憶裡畫上幾筆美麗的色彩。

大女孩和老女孩

不等我們坐定，這看上去年齡尚小，卻勇敢無比的孩子就揚著頭告訴我：「我會笑嘻嘻，因為我是大女孩了。」

我頓時瞠住了，是吧？她知道了！她知道這是一個非常時期，一個需要趕快長大的非常時期！是吧？她知道的，大人們也正經歷著悲傷和痛苦，有她的笑嘻嘻總是會好過一點的非常時期啊！

我在病房遇過的孩子，不論幾歲，幾乎都有著一種超越教科書年齡所應有的認知與感知能力。他們可能不能完全了解疾病與死亡，但因為疾病變動中的一切，都會透過他們纖細敏銳的覺察力，很快地進入他們的身心，同時他們也都會盡他們的力量來回應，甚至是幫助親愛的大人們！

笑嘻嘻把玩著人偶與娃娃屋，說著自家的故事給我聽。第一個當然是說起跟她最親的媽媽了：「我最愛媽咪了，媽咪每天都笑咪咪的，而且媽咪胖胖的最好抱了，她會陪我畫畫和講故事。我的媽咪最厲害的就是講故事，每天晚上睡覺，媽咪都會講不一樣的故事給我聽。」

我想，母親用心的陪伴，就是最好的愛的表現。笑嘻嘻超齡的說話能力大概也跟媽媽的陪伴和對話有關吧！

「我聽媽媽說妳白天的時候會跟爸爸在家？」

「當然啊，媽媽早上要出去上班賺錢啊！我跟爸爸在家裡啊，不過我們都自己玩自己的……有啦，有時候爸爸也會陪我，我拿拼好的積木去給爸爸，爸爸會說我很棒！

「阿嬤會幫我洗澡，雖然有時候阿嬤講話會兇兇的，但是阿嬤也會煮好吃的飯飯給大家吃……」

從孩子的描述，妳會知道，孩子是誠實，也是善良的。他們總是看見每個人最美好的那一面。

我們就這樣聊天聊到一半，鬼靈精怪的四歲大女孩指著我鼻子上剛冒的大痘痘問：「為什麼妳有這個？」

尷尬中，我只好回她：「因為我是會長痘子的老女孩啊！」

開了自己一個玩笑，然後趁著機會告訴她，人會從北鼻女孩慢慢變老。

「那是什麼意思？」果然四歲的孩子，還不能懂得人的生老病死。

我環視了一下四周，看到了窗外正被風吹拂搖曳的樹梢，讓我聯想到一本經典的生死教育繪本《一片葉子落下來》。作者說這是一本「獻給所有曾經歷生離死別的孩子，與不知該如何解釋生死的大人」的繪本，裡頭講述一個關於生命逝去、以獲得延續的故事。春天再來的時候，已經落下的葉子不會再回來，但生命會一直都在，這讓我們重拾活下去的勇氣與力量。

於是，我靈機一動的想要借題發揮一下。

我用食指拉著她的，指向窗外，引著她看窗外的小葉欖仁青綠色的嫩葉，繼續借用大女孩和老女孩的比喻，我說：「笑嘻嘻，妳有沒有看到淡淡綠色的樹葉，就是這棵樹的北鼻樹葉、小女孩樹葉……」

她點點頭，然後低頭看桌面上的畫筆，若有所思地尋找著。最後她挑了一個深綠色，拿著筆，再一次將畫筆比向窗外，並指著深綠色的樹葉說：「還有這個顏色，是老女孩樹葉……」真是聰明無比的女孩啊！

最後，我看了她一眼，指向一片綠中的棕色枯葉說：「然後，老女孩樹葉會繼續長大、繼續變老，最後樹葉也會變成那樣……」

她接著說：「就是會死翹翹，就像爸爸一樣。」

這回，她收斂起笑容，認認真真地講。我想她了解了我想告訴她的，也在心上感受到這件事情的一抹沉重吧！

我補充說：「嗯，生命有剛出生的時候，也會有漸漸長大的樣子，也可能像爸爸一樣，生了嚴重的病，還沒有很老很老的時候就要離開我們了……人跟樹葉一樣，也有一天都會枯了、凋了，這是一個生命自然的過程……」

笑嘻嘻想了一下，說：「那我知道了，我想到我要送給爸爸什麼東西。我要讓他帶到天堂去！」

「喔~妳這麼快就想好啦?!」

「那是當然的啊，我剛剛不是跟妳說，我是大女孩了嗎?!」她志得意滿地說著。

「哈，對厚，妳是個聰明的大女孩！」

呵，我真不該看輕我眼前這個「大女孩」的。

「我跟妳一起做，好嗎？」

「可以，我可以讓妳幫我。」

這個有主見的四歲女孩，看來有一種勇敢和信心，正在走向自己和父親分離的路。

三個人，永遠不分離

於是那一天，我們在那個療癒系會談空間裡，畫了一張要給爸爸的卡片。笑嘻嘻說，裡面要畫上爸爸媽媽和自己，這樣爸爸上天堂之後，還是可以記得自己和媽媽。

這個年紀的孩子握筆還不穩，但可以畫簡單的線條，所以她請我幫她。我便握著她的手運筆，她一邊說出，我們一邊畫出她腦海裡的線條和畫面。就這樣，我們東畫西撇的也成了個樣子。

最後，她指示我：「之之阿姨，妳幫我畫三個人手牽手，中間要用紅色的線連起來喔！」紅色的連結線，串起了一家人。這大概就是她心目中最想要留住的樣子吧！爸爸站在中間，雙手牽著她和媽媽。三個人，手牽手、心連心，永遠不分離……雖然此情未來只能追憶，但孩子想要傳遞給爸爸的心意，還好還來得及送出呢！

我說：「要不要我們現在就回去送給爸爸?!」

她又看向桌上的串珠想了一下，說：「等一下，我還想要送爸爸一個禮物！我想要戴一條跟爸爸一樣的手鍊。」

這孩子的巧思無可限量。

「當然好！」

我們又一起串了兩條笑嘻嘻指定要的「粉紅Bling-Bling」的手鍊。笑嘻嘻說：「這樣最漂亮，要給最愛的爸爸！」

我一個人不孤單

給爸爸的禮物都完成了。本來跟她媽媽說好要陪著她，等媽媽帶她回病房，但她跟我說：「妳不是要回去了嗎？我一個人不孤單。」

就這樣，還等不及我反應，她就轉身，拎著一張大卡片和兩條粉紅色的手鍊，小手大力揮動，跟我說再見，邊跑邊跳地回到爸爸的病房。

那一句「我一個人不孤單」成熟得有點令人心疼啊……我看著她小小個兒向前蹦跳的背影，潸然淚下……

我沒有親眼見著她和爸爸分享的畫面，只聽笑嘻嘻的媽媽轉述。

當笑嘻嘻跟爸爸分享的時候，她終於見到她的先生難得真情流露的瞬間。雖然也沒說什麼話，但是光是看到那一個人手牽手的卡片，他就哭了，而且哭得不能自已。先生用手臂拭了拭淚，定睛看著他的女兒，唯一說的是：「爸爸也愛妳！」之後，他自己把那粉紅Bling-Bling的手鍊戴到手上，再也沒有拿下來。

是吧！愛是超越語言的，孩子不用說，但只要用心，就能感知得到。

每個家庭裡難免都有些恩恩怨怨、坎坎坷坷，有一些難以說清，有一些難以彌補，就讓這小女孩超齡的大愛，化為千言萬語，修復這一家人的關係吧！

心・理・師・的・呢・喃

悲傷的任務

悲傷是人們遭逢所愛之人的死苦，都會踏上的一個正常、自然且必要的旅程。雖然悲傷輔導最早大都在葬禮結束後一周開始，不過其實沒有一定的規則，重要的是考量死亡的情境、諮商者的角色和輔導場合來決定做法。

依照我的經驗，悲傷的工作的時間點也提早至末期疾病、臨終關懷的場合中，更早預備家屬能夠適應沒有親人（即將面對死亡者）狀態。

文中有提到，孩子的悲傷輔導需要順著孩子的需求和特質漸進式地引導，然而，我們仍能透過前人的智慧與創建，提供我們一個工作的地圖。Worden, J. W.,（二〇一一）提出在失喪後的四個任務，作為悲傷輔導的目標。目的是要讓失去親人的人們能夠在合理的時間範圍內，引發心中正常的悲傷，若能完成悲傷的任務，就能找到一個方法與逝者維持連結，同時能夠坦然地重新投入生活。

四個悲傷任務簡單敘述如下：一、悲傷者必須接納失落的事實；二、悲傷者必須經驗哀傷的情緒；三、悲傷者需要適應那已無死者存在的環境；四、悲傷者開始適應失落後的生活，並重新投入生活。

這個故事的主角是一個四歲的女孩，聰明靈巧的她，經由以遊戲治療為基礎的悲傷陪伴，在爸爸離開前，開始她的悲傷旅程，並開始進行悲傷任務了。

在陪伴笑嘻嘻的過程當中，經由引導，孩子漸漸能領會爸爸病重會離開的事實，雖然這個孩子的悲傷情緒並非明顯地流露，但孩子在自己自主的發想中，在繪畫中，用牽手的紅線和共有的手鍊的創作，展現一個和爸爸永恆的連結的意象。

企盼她與母親在所有工作夥伴的陪伴下，能走過這一段動盪，能帶著滿滿的愛，爾後能展開她們母女倆新的生活。

參考文獻：《悲傷輔導與悲傷治療——心理衛生實務工作者手冊》（第三版），李開敏、林方皓、張玉仕、葛書倫譯，心理出版社，二〇一一年（原著出版於二〇〇九年）。

留給兒子的味道

五歲的亮亮正在失去媽媽……

那是一個叫做亮亮的五歲男孩子，就是這麼巧，我最小的弟弟小名也叫亮亮。人有時候就是會因為這些可愛的巧合偏了心，我還沒見到亮亮就喜歡亮亮。

五歲，是怎樣的一個年紀？

是呱呱墜地的嬰孩剛剛長得夠大，成為一個會跑、會跳，開始有自己的想法、獨特感受的小小孩，有時還會變身成有那麼點自以為是的小大人的年紀。這樣不經事的無瑕年歲，正是我們這些已經長成的大人最羨慕，但也回不去的那段。

長成大人的我們都會發現，很多的事情不是我們盡力就會如意，於是我們常常是盡可能地呵護，希望這個生命能夠晚一點發現這個真實的世界，有黑暗、有傷害、有失落……是不盡如人意的啊！

亮亮的媽媽因為胃癌末期住進我們的病房，不會有意外，他的媽媽快死了；這個五歲的孩子正在失去媽媽，而這個事實，早在亮亮媽媽住進病房前，亮亮就知道了。

五歲，是怎樣的一個年紀？我真的不忍心去設想亮亮的五歲。

關於亮亮，又有另一個巧合，讓我會想要特別照顧他。這次，亮亮同我母親一樣，她也在很小的時候就要面臨母親的去世。

聽到最多的幾個字是「我媽媽」

我記得約莫是上了國小的年紀，有一個放暑假的下午，躺在爸媽房間靠窗的沙發躺椅上，百無聊賴，做著白日夢，跟媽媽有一搭沒一搭地聊著天，就這麼地好奇起了關於她小時候的事。

媽媽半開玩笑地說著：「妳媽我是欠栽培啦！

「妳媽媽我小時候功課可是不錯低~要不是外婆後來沒力氣盯我了，我應該能夠把書念得更好……」

我心想，誰會喜歡人家盯功課？外婆沒力氣盯功課又是發生了什麼事?!

「小時候，妳外婆多兇～我回家都會自己乖乖地在她的縫紉機旁的矮桌，趕快把功課寫完。」

她繼續補充她媽媽的威嚴從哪展現：「每次考試結束發考卷，帶回家要給媽媽簽名，我都超緊張，害怕被她揍。我們考試沒有一百分，少一分打一下。我媽媽都會拿她做衣服的量尺，隨手就開揍。妳四舅舅總是被打得唉唉叫，滿客廳跳……」

隨著故事，我們母女倆一起回到她小時候。好像看見舅舅被外婆揍的畫面，一個永遠講不膩的家庭笑話，歷歷在目，不管什麼時候聽都還是一樣覺得生動有趣。

然而，在我跟媽媽發笑的嘴角，還有一點無法恣意上揚的重量……因為在她描述嚴格外婆的同時，我聽到最多的幾個字是「我媽媽」。我知道這個記憶的回述不只是講古，更是媽媽想念她媽媽、我外婆的一個方式。

外婆的爸爸，也就是我的曾外祖父，是嘉義朴子當時的一位仕紳。我的外婆在當時還有把國小念完，是那個鄉下地方出了名的才女，長得漂亮、手藝之好。外公在外上班，外婆也在自家開設了縫紉班，一邊當裁縫師傅，也教授裁縫，是小有名氣的裁縫師傅。一個女子擁有一技之長，為家庭掙入家用，一幫子女也各個優秀。

在那個年代，外公娶了外婆，一個有才有德的女子，算是街頭巷尾的一樁不小的美事。這美好的一家，直到外婆在她四十幾歲風華正盛時，患上了鼻咽癌……

對孩子來說，媽媽罹癌意味著什麼？

外婆罹癌時，我的媽媽只是小學低年級的學生。一名剛上小學的女孩得知媽媽得了癌症，意味著什麼？

外婆常常需要從嘉義、台北南北奔波，只為了到台北的大醫院求得較好的治療，經常不在家。我媽媽是家中最小的女兒，在她以上的兄長，因為都到了要忙著升學讀書的年紀，爸爸也常因為工作晚歸。她說，有時候沒人幫她準備吃食，她餓得泛胃酸……心裡大概也在發慌吧?!

媽媽罹癌意味著，以前那寫完功課可以無憂無慮地玩的好日子沒了。現在的她，成為媽媽貼心的小女兒。窩在媽媽身邊，隨時注意著媽媽的需要，幫媽媽倒尿壺、幫媽媽擦身體，看著媽媽手術治療後「臭火搭」（台語：像是被火燒乾般的粗造）一般的臉部、頸部皮膚……想著還能為媽媽做什麼嗎?!

媽媽罹癌意味著，從家裡到學校的距離走路十分鐘，她常常一步併兩步，下課後衝回家看媽媽。看媽媽躺在床上，她就用手指放在媽媽的鼻子前，探探媽媽的鼻息，看媽媽還在不在?!

這是年幼喪母的女兒，在十隻手指頭就可以數算與媽媽相處的那些年的珍貴經驗，也是後來經常被敘說的。

那個當年害怕考差被揍的女孩，卻有著一個深深的遺憾是，如果媽媽還在，那該有多好。媽媽不在，沒有人會再盯著自己的功課好壞，或許更深的，是不再有人像媽媽那樣如此在意自己了吧！

好在，關於外婆的故事裡，我還常常聽見小女孩的記憶裡有媽媽的味道。媽媽常在過年前提起外婆，尤其是年前天冷人忙、容易生病感冒的時候。

落筆的當下，正好又過了一個年。不意外地，這些老故事依然那麼的生動鮮明，依舊出現在家人團聚間的話題裡。

媽媽罹癌後的日子，像是彩色電視卻只有黑白顯像

她總是用台語生動地說著關於她年前感冒吃不到媽媽拿手好料的失落：「我最氣的，就是我每到過年就感冒咳嗽，喉嚨腫痛起來，就不能吃媽媽每年過年都會做的炸魚漿三明治。」

天啊，那是什麼樣的好料，我至今沒有在市面上吃過，但透過媽媽的講述，我可以知道，外婆的手藝好得不得了。過年拜拜的料理都是從廚房一路擺桌擺到大廳，再延伸至前門。

外婆都會在這個時候做很多費時費工的「手路菜」。那道魚漿三明治就是外婆用自己打的新鮮魚漿，裡頭裹著青豆仁、紅蘿蔔丁，最重要的還有外婆手剝的大蝦仁，再用去邊吐司夾成三明治，下鍋油炸至外皮酥脆。

光是用聽的，我就能想像這道料理多麼令人垂涎三尺，但可憐的小女孩生病了吃不到。每每想到都還是憾事一樁，但是也因為這樣，爸爸都會偏心地把餐桌上的滷雞腿給她，當作是彌補。

年節的氣氛、餐桌上的佳餚、家人間的互動、能幹又有活力的媽媽，編織成一幅永遠不會褪色的畫。那幅畫永遠有溫度、永遠都飄香，因為那裡有媽媽愛的味道……

那個曾經在過年餐桌上獨得雞腿的掌上明珠，媽媽罹癌後的日子，像是彩色電視出了問題，只能黑白顯像……每每只要我細細體會她，胸口就發酸。

沒有傳來捷報的抗癌之役

亮亮媽媽住進病房的當天，我沒有機會跟她說上太多話。

病榻上的她，骨瘦如材、面色如蠟、一頭剪短但還是沒有時間整理的亂髮……已經插著鼻胃管，引流胃裡腫瘤堵住的胃液，還是緩解不了強烈的作嘔不適。她彎曲著身體，一手搭著病床邊的扶手，一手拿著一個塑膠袋，隨時等著一波接著一波的嘔吐……

亮媽冷靜，甚至是安靜地努力「自己處理自己」。亮爸則是站在床邊，沒說半句話，眼神疲憊，但還是緊盯著太太，處在隨時接應的備戰狀態。

這是他們並肩作戰多時培養出的戰友默契，只是他們的好默契沒有帶來好消息，這一役抗癌之戰，即將宣告戰敗。

異常安靜的病房透露出一種「我自己可以，沒問題的……」的訊息。夫妻倆是高學歷的專業從業人員，在工作和專業的成就都非常突出。他們靠著實力和毅力站上了事業的高峰，但在信仰凡事靠己的他們，問題解決能力遠遠超出求救的能力……獨立慣了，凡事都不想麻煩人，卻常常累垮自己。這種時候，救援投手在場邊，連上場的機會都沒有。

我在房內待了好久，心疼他們之餘，凡事準備妥貼的他們看來暫時沒有需要我的地方，心想：「我還是等她緩解一點，再來拜訪吧！」

正當我要走，亮爸卻在這時輕聲叫住我，跟太太對看了一眼後，走向我說：「心理師，共照團隊跟我們談要來安寧的時候，有說到心理師可以跟孩子談談……今天我的兒子上課，怕是來不及過來。明天我們可以約一個時間，我把他帶來找妳？」

「當然……！」當然，只要有我幫得上忙的地方。

亮亮是兩夫妻等待好久等來的孩子，可以想見這個母親是怎樣的愛著這個孩子。從呱呱墜地的那刻起，無時無刻不是想著如何守護這得來不易的孩子，可如今，花開花謝，媽媽不得不要離開了啊……

悲傷的心情是什麼顏色？

為即將失去父母的孩子做悲傷輔導，是臨床工作中最有挑戰性的工作之一。要在短短的時間建立關係、了解孩子目前的心理位置，最後還要啟齒那最為難的部分……都是個挑戰啊，然而我那深植在內心的家庭故事，讓我永遠是義不容辭的。只要有孩子需要我。

第一眼見到亮亮，他跟我想的一樣，是一個長得可愛聰明帥氣的男孩。他比我想像中的還要成熟穩重，也是一個表達能力讓人驚豔的孩子。

我拿出了畫紙和色筆，讓他畫下這些日子的心情是什麼顏色。

想了一下，他定睛在畫紙上，明快地在色筆盒裡挑了黑色。先畫了一筆彎彎粗粗的黑色線，畫完了，就把筆放回原位，再接續取用其他顏色，畫了相疊的線條，有紅色、綠色、藍色、紫色、黃色。看樣子，一道彩虹乍現了。

亮亮畫完，抬頭說：「是彩虹的顏色。」

正巧我把頭湊近看，他那一雙圓滾滾的大眼睛映入了我的眼簾，是那麼乾淨無瑕，惹得我心疼。我的眼眶一瞬濕潤，說不出話來，用力地把我的小眼睛睜大，對他點了個頭，示意他繼續說。

「有時候，我想到媽媽生病快要死了，我會很難過，像黑色……可是我也有開心的時候，像是在學校下課跟同學玩，是橘色，還有回家吃到媽媽煮的義大利麵，是這個紅色！」

亮亮抑揚頓挫的聲調，就像這些日子的心情有高有低。是吧，孩子的心是如此地清明，是如此坦誠，媽媽病重到快走了，是多麼令人揪心，像黑色一般的難過，但是世界還是多彩的，他還是有能力感受到多姿的世界，而最暖心的紅，莫過於是媽媽在病中，還是努力地留下自己的味道給孩子，那用她雙手慈母心為孩子預備的一碗義大利麵！

媽媽味義大利肉醬麵

我帶著亮亮和他的畫回到病房，跟亮亮媽媽說了這個過程和畫的內涵。

我好奇亮媽煮了什麼義大利麵，讓亮亮這麼喜歡。原來是職業婦女下班後很簡單快速就能準備的義大利肉醬麵。

在安寧病房服務，學會了即知即行。我大膽地提議，明天我們再為亮亮準備一次會讓心情紅通通的義大利肉醬麵吧！雖然我知道大概需要哪些配料，也知道她已經虛弱地只能吐出一兩個字，我還是開口問了：「有沒有什麼是一定要的？」這個堅持在於這道料理的意義，不只是再次讓亮亮品嘗義大利麵，而是再一次重現「媽媽想留給兒子的味道」。

她說：「要用番茄糊，不要用番茄醬。還有……一定要有蘑菇，那是亮亮最喜歡的！」

原來，這道媽媽味肉醬麵，屬於媽媽的堅持就是源自於孩子的喜好。剩下的，我就用我備料的邏輯，跟她順了一遍。

雖然已經瘦得跟以往的她判若兩人，看著她努力凝神仔細聽的神情跟亮亮一模一樣。原來亮亮的澄澈大眼是遺傳自媽媽。

隔天一早，開始張羅在床邊料理的用具，熱愛料理的我也樂在其中。大夥兒也熱心，在工作之餘，也在病房穿梭，幫忙這幫忙那。

病房助理員小芬姊對亮亮也有一種媽媽不捨孩子的心，跑來跟我一起一邊幫忙備料，一邊聊天，告訴我昨天她在幫亮亮媽媽洗澡時，她興奮地說好期待今天能為孩子再煮碗麵。

那天，大家都來了，亮亮的阿公阿嬤、外公外婆，還有進進出出的工作人員們，把小小的病房擠得熱呼呼的。

我們讓所有擺設挨著亮媽的病床邊，讓她不用下床，就可以跟亮亮一人一邊共同操作。打開電磁爐、平底鍋開始熱了，放下蒜頭和蘑菇，「唰！」一聲，香味四溢，媽媽廚房裡的義大利肉醬麵搬到病房，重新開張。

熱炒的食物是香噴噴、房間內是人擠人熱呼呼，每個人卻像是特別有默契一樣，感受到這個氛圍裡這對母子道別前巨大的悲傷。

為了營造氣氛，配合著料理的進展驚呼鼓舞著，稱讚：「亮亮最棒，會幫媽媽的忙了。」「亮亮真幸福，希望以後還可以常常吃到媽媽的料理喔，對不對，亮亮？」

因為當我感到心酸，想抬頭吸口氣時，身旁的人早已各個淚盈盈……

亮亮什麼話也沒有回。他捲起袖子，認真且專注地按著媽媽的指示，一步一步完成著這道料理。看他滿頭汗，臉紅通通地完成這道料理，好像是一種家傳手藝的傳承。五歲的亮亮已經開始學著承接了……

亮亮真的很棒！在很少的幫忙之下，完成了「媽媽味義大利肉醬麵」。

這時候，好難得的在虛弱又拘謹的亮媽臉上，看見淺淺一抹微笑。

她輕輕地問兒子：「亮，好吃嗎?!」

亮已是滿嘴義大利麵，他滿意地點點頭。

愛是什麼？

隔天下午，亮媽走了……不到二十四小時的時間，熱呼呼的房間又變回那冰冷冷的樣子……安寧病房的日常一次又一次無聲地告訴我們愛要行動，愛要及時。

回想前一天，我推著推車在賣場採購，一項一項準備著肉醬麵的食材，好像是一趟媽媽為孩子準備餐點的心境巡禮，食材要新鮮、價格要實惠、配料不能少、要怎麼煮才能煮出孩子喜歡的味道、要怎樣擺盤才能夠吸睛？以往聽人說，一道料理要好吃，不能少了愛。如今我更體會，媽媽的愛是料理的靈魂，可以讓人魂牽夢縈一輩子，就像我媽媽想念她媽媽一樣。

五歲的亮亮再也沒有辦法吃到媽媽為她親手煮的義大利麵，媽媽的樣子也可能隨著時間在記憶裡斑駁，然而，味道的記憶是可以保鮮的。希望小亮亮在長成大亮亮之後，能在一些熟悉的味道記憶裡，找到媽媽為自己留下的味道，想起媽媽對他深深的愛……

心•理•師•的•呢•喃

兒童悲傷輔導

欠缺完整表達能力的兒童，往往無法將複雜的悲傷情緒以及抽象的負面感覺，用言語表達出來，沒有妥善安置的感覺和情緒將可能演變為後續更難處理的問題行為，甚至是生理症狀。

孩子的悲傷與失落需要被重視、需要專業的悲傷輔導介入協助。兒童的悲傷輔導常透過表達性藝術治療的方式來進行，用感性直覺的方式來協助負向情緒，諸如悲傷、恐懼、憂鬱等被表達。

實際操作的方式則是以個案需求、適性為導向的多元設計，就像我為亮亮的悲傷輔導中，透過了繪畫和討論的方式，幫助他整理自己的感受，同時也讓他的感受被引導說出後，能有被了解的感覺。甚至在「媽媽味義大利麵」的製作、品嚐過程，都是為了讓孩子的感官經驗能保留關於母愛情感記憶的一個方法，但不論方法為何，只要是對孩子真心的愛與關懷，孩子都能在經驗悲傷的過程裡，仍有支持保護的安全感。

參考文獻：《走進希望之門——從藝術治療到藝術育療》，吳明富著，張老師文化，二〇一〇年。

不怕，我會陪著你一起——談喪親兒童的悲傷輔導

「是不是每次媽媽不在，我都叫爸爸跟我一起偷吃泡麵，才害爸爸生病的？」

安寧心理師是「生死兩端的擺渡者」，在生之此岸要過渡到死之彼岸的這段歷程中，盡我所能地讓「逝者善終，彼此善別，留者善生」。我們都不僅僅是照顧病人，還有臨終者的至親好友，因為，逝者已矣，留下來的人，才正要開始面對喪親後的人生。

幫助孩子好好說再見之前，必須先好好愛

不難想像，年幼的孩子失去父母可能比成年人失去親人更具衝擊。英國兒童心理學家Winnicot曾經說：「There is no such thing as a baby, there is a baby and someone.」直指嬰兒是無法獨

活的，成長中的孩子亦是如此。他們總是需要一個照顧者、一個心靈依附的對象。

對年幼的孩子來說，父母（主要照顧者）就是他的全世界。失去父母，對孩子是一個撼動世界的震盪，也因此在所有喪親悲傷輔導工作中，即將面對父母離世的孩子們，總是觸動著我心底最柔軟的那個地方。

幫助了那麼多孩子面對失去家人的哀傷，我會說喪親的悲傷輔導核心精神是：「說再見之前，必須先好好愛。」因為**唯有在孩子心中留住父母親和自己相處的點滴記憶，讓他感受、確認到這份關係裡，自己是被愛著，也能愛人**的，當父母不在時，他才能夠有信實可靠的記憶點，找到安全感、能有成長的自信、能保有和自己及和他人的關係，這是一個人的心靈健康的基本條件。

孩子不應該被隔離在死亡事件之外

過去觸動我書寫成章的故事，有它被記得、被書寫以及被看見的價值和留在我心裡的感動，然而有意思的是，這次的書寫卻常常閃現一個「反向教材」的記憶片段：一個專業人員當聽聞有病人要過世時，當下立即的反應是：「趕快去把孩子帶出來，不然她會嚇到！」當下，我感到錯愕，因為孩子不應該被隔離在死亡事件之外。

孩子需要的是什麼？孩子需要的是有人跟他一起面對，幫助他理解疾病、死亡事件的發生和進展、陪伴經歷並緩和這個死亡事件帶來的情緒衝擊；**真正會傷害孩子的不是親人的死亡，而是對死亡的未知和隔離在事件之外的孤單**。

帶著信任、支持的態度，聽見孩子的心聲，孩子其實都知道

把孩子隔離在死亡之外，不外乎是一些對孩子心智能力錯誤理解和認定幼小無知的標籤化。孩子真的都不懂嗎？孩子其實都知道周遭人事物正在變化，最怕的是他們的情緒和感知在沒有合適對象可以訴說和討論下，在心中形成了錯誤的解讀，例如：家人會生病都是我害的，是我不好，這將成為往後低自尊的種子。有的把情緒壓抑在心中，卻演變為日後的行為問題，例如：頻頻做惡夢、上課不專心，甚至是攻擊行為。

我在病房認識了一個長住在上海的小姑娘。她爸爸從台灣到上海做生意，結婚之後就定居在上海了。

這次回台灣，是因為肝癌末期，想尋找其他治療的可能。只是，回台後治療都還沒開始，惡

劣的病況非但沒有起色，就因為肝指數過高，陷入昏迷，家人毫無心理準備，家裡的支柱就這樣倒下來了。

身材高大卻骨瘦如柴，挺著一顆滿是腹水的肚子躺在床上，兩頰凹陷，插著引流用的鼻胃管，跟擺在床旁櫃子上那張全家福照片裡福態霸氣的他，已然是兩個世界。

病房裡，充滿了濃濃的中藥味，那是他們特別從上海聘請的名醫開的中藥方子。每次進房都可以看到太太正從鼻胃管餵食器裡，加入濃稠的黑色中藥汁。顯而易見的是病人的終期將至，但那濃黑的液體卻是太太當前唯一寄託，能帶來轉圜的神藥，希望先生可以再醒過來，跟她們說說話；畢竟，先生昏迷前，他們抱持著治病的心態回台，還有太多對未來生活的想望啊！

六神無主的媽媽無暇顧及小女孩。每次進病房，女孩披頭散髮，在旁邊無所事事，看著病房的人進進出出。於是，我邀請她到二樓的遊戲室，在那裡陪她玩玩具、聊聊天，也開啟了一次悲傷的探索與陪伴。

我用了表情圖卡，讓她說說最近的自己。她幾乎沒有思索地就挑選了幾張，她說：「我覺得最近家裡的氣氛很『緊張』。每天都有人帶我到醫院，可是大家都在忙，我不知道要幹麼。

「也有『開心』的時候，因為沒人管我做功課了！」

匆匆地從上海到台灣，大人們顧不上她學習的事情，有家人幫忙照管三餐就已經不錯了。看上去是孩子落得沒人管，但孩子卻是得到了功課未寫豁免而感到開心呢。

還有一張是「害怕」：「我怕現在的爸爸……因為我覺得他不是我爸爸。我媽叫我跟他說說話，可是我說不出來，我覺得我不認識他，雖然我知道他是我爸。」

最後一張：「這是胸口悶悶，有東西卡在喉嚨的感覺。」

「妳覺得被什麼東西卡住了嗎？」

「我覺得是有話卻不能說的關係，覺得被卡住了。」

「怎麼會呢？」

「其實，我都知道我爸快死了……可是媽媽卻叫我不能說……所以我憋著什麼都沒說……我在想，是不是每次媽媽不在，我都叫爸爸跟我一起偷吃泡麵……才害他生病的？」

這就是孩子，當我們願意信任他們、用開放的態度傾聽，他們就會願意全部告訴你，而且，其實他們真的都知道。

孩子有他們的方法，說他們自己的話

我問她，妳最喜歡爸爸什麼？

她說：「偷偷告訴妳，我沒有告訴我爸爸，我最喜歡爸爸的鬍渣。我每天都在等他回家的時候，因為他都會讓我坐在他肩膀上。我喜歡把頭靠在他的頭上，他都會故意轉頭，用他的鬍渣搔我癢。我叫他不要用我，可是其實我很喜歡。」

眉飛色舞地，就像回到那個時候一樣。

我說：「那妳現在會想要告訴他嗎？如果照妳說的，他就快要死了？」

她歪著頭，想了一下說：「應該不用吧，因為我猜他知道，因為我們都笑得很開心。」

真是太聰明的孩子了。

「那妳還有想要為他做或對他說的嗎？如果妳願意，我可以陪著妳一起完成。」

「我知道了。今年的父親節卡片，我可能需要提前送給他，因為到時候他可能看不到了。」

隔天下午，趁爸爸洗好澡，我帶著她一起幫爸爸擦乳液。

她有點緊張地用她小小的手掌，仔細地把乳液塗在爸爸身上。我看著她專注而投入的側臉，內心有無比的感動。

希望這樣，讓她能夠感受用自己的力量為爸爸做些什麼，而且透過身體最直接的連結，重新認識、親近曾經害怕生病後的爸爸。

之後，我們一起在爸爸的床邊，邊做卡片，邊說更多關於她跟爸爸的故事，然後完成了一張充滿愛心圖樣的卡片。

我陪她一起拿到爸爸身邊，她小小聲地在爸爸耳邊，唸給爸爸聽：「爸爸，我要跟你說一句噁心的話，那就是我愛你。我畫了一堆愛心要送給你，希望你會喜歡，父親節快樂！然後……爸爸……我會永遠都想念你，希望你在天堂變成小天使，就不會生病痛痛了……」

這是女兒對臨終父親愛的傾訴與最真摯的祝福；而我希望，這個和爸爸最後在一起的畫面，也能是她的安慰。

以下用Beloved英文字母為開頭，作為「兒童悲傷特殊性以及悲傷輔導原則」的提醒：

- **Bereavement哀慟**：

死亡發生前若與父母的關係是安全的，孩子將有能力哀悼父母的死亡。如果無法哀悼，那是因為他沒有得到適當的協助與正確的訊息。

- **Environment環境因素**：

死亡發生時即得到相關的正確訊息，有機會參加喪禮，且在類似父母般的成人旁得到穩定的照顧，並維持規律的作息。

- **Longtime悲傷反應期較久**：
死亡事件剛發生時，兒童的反應可能較不強烈，他們可能以漸進式的方式進行悲傷任務，使整個悲傷反應期較久。
- **Opportunity有表達的機會**：
兒童需要有機會去表達自己對於死亡事件的感受、想法，並得到真誠的傾聽與接納。
- **Variation個別差異**：
注意不同孩子悲傷反應的個別差異性。
- **Emotional support情緒支持**：
喪親兒童需要有人提供關懷、再保證及安慰等情緒支持。
- **Development年齡與發展**：
兒童的年齡與發展階段是影響兒童失落反應的重大因素，應依其發展，給予合適的引導與幫助，必要時，求助專業人員。

心・理・師・的・呢・喃

如何面對孩子的悲傷？

孩子對死亡的理解有不同的發展階段，雖然悲傷的方式跟大人很不同，但孩子面對死亡跟大人一樣有著複雜的感受。在失去親人的處境裡，也同樣有著更加渴望愛與關懷的需要。

因此，當大人的我們在面對孩子的悲傷，大可不必如臨大敵的不知所措，不需要想得太難。如果你不知道該怎麼做，或許先給孩子一個擁抱（同時你也被孩子擁抱了），再好好聽他說。這樣，你就會知道下一步該怎麼做了。

輯四

臨終前，好好活

平安夜裡誕生的平安

她在確診癌症復發後，只有一個心願。

相信嗎？我從來不曾聽過這位母親正常說話的聲音，即便我曾經短暫跟她交流。母親這個角色，不是第一次出現在我的工作故事中，但這一位母親的處境以及她的偉大，大概是最令我心酸，也最令我動容的一位吧！

我第一次見她，是在馬偕醫院恩典樓六樓的病房裡。尚未整修的舊病房比新大樓的病房空間多了一點陳舊、狹窄的壓迫感。撥開床簾，我眼前的這一幕造成我心中的窘迫與衝擊，更甚病房。

側躺著的她，戴著持續性正壓呼吸器，就是這樣，我們無法透過語言的交談進行對話，卻不能稍稍減少她用她當前的狀態，正在敘說著的痛苦以及……她簡單願望帶來的無比生命力！

簡單願望，卻不簡單

我想多數的女人自從懷孕後，願望都變得簡單而深刻。盼著肚裡胎兒不是成龍成鳳，只願寶寶能在自己的保護下，健康平安落地。

隨著肚子裡的胎兒一天天長成了小人兒，猜想著他到底像媽媽，還是像爸爸多一點。他會先喊媽媽，還是先喊爸爸？陪著孩子長大，收集孩子的每個第一次，就是母親自此之後的心靈滿足了吧?!

我想起的這位母親，想必也有一樣的簡單願望，只是這個簡單的願望，對她而言，從開始就注定並不簡單。

她的身體不知道是不是因為懷孕或是病中，看上去有些浮腫，半坐臥在仰角三十度的床上。凌亂的髮絲被出汗的額頭黏成了髮束，貼著她的頭皮；這汗，並非身體活絡的象徵，卻是這位母親戴著呼吸器在與生命拚搏的證據。

是的，除了這些病痛，她還同時是一位懷胎五個月的母親。

我去看她前，我早就知道她是一位癌症復發的患者。第一次罹癌是在她生下第一個寶寶後不久，而這一次復發，是她剛懷上第二個寶寶不久後。

不知道是否經過了內心的交戰，最後她仍是義無反顧地決定生下這個孩子。但為了要生下這個孩子，她只能接受無法根治癌症的低劑量化療，以減緩腫瘤發展的速度、盡可能地避免化療藥物的毒性影響胎兒，最終目標是為了讓腹中的孩子能夠持續長大，大到沒有母體也足以存活的狀態……

這是個極為艱難的抉擇，因為大概從這個決定開始，她就已經做好用生命的終結換取寶寶生命的決定，也就是她幾乎注定在誕下寶寶後，就要迎接自己僅存的餘生。

「媽媽」兩個字有魔力?!

發現我的到來，她費力地撐了撐眼皮，辨認著我，而我，看著眼前的景象，無法否認地怔住了。

面對這位母親，我不知道該說什麼、該問什麼，是該繼續待著，還是轉身就走？我極為無助，但大概也不及她的萬分之一……當下，我只能反射性地簡單自我介紹，然後待在那裡躊躇。

而她好像發現了我的窘迫，她指了指旁邊的小白板。喔，這是她的邀請。我把白板遞過去給她的同時，下意識地吐出：「真的辛苦妳了……」

她搖了搖頭，在白板上寫：「我是『媽媽』！」

媽媽兩個字，到底有什麼魔力，讓人如此奮不顧身？「媽媽」這兩個字到底可以帶來多大的勇氣？

「妳是要告訴我，妳已經決定把女兒生下來?!身為媽媽，無論再怎麼辛苦，妳都扛得住？」

她輕輕地點頭，眨了一下眼皮。她點頭的動作輕如鴻毛，為母則強的意義卻重如泰山。

在這極簡的交流中，反差極大地傳遞了「媽媽」這兩個字的意義與力量。

第二次見面——我準備好了！

又過了幾個月，是我們的第二次見面。我印象很深刻，那一天，是聖誕節前幾天。

聖誕節是我最喜歡的節日，沒有之一。我雖然不是基督徒，但是因為國高中求學的階段，基督教會學校會為了紀念聖誕節舉辦好多的活動，像是聖歌比賽、聖誕樹布置，所以校園裡到處都可以感受到聖誕節的氛圍。爾後，只要從秋天入了冬，光是氣溫的變化就會讓我聯想到聖誕節；然而，聖誕節從來就不僅是一種氛圍，而是紀念耶穌基督降生的日子。而耶穌基督後為世人釘在十字架上，又再復生的聖經故事，象徵祂那無私、超越性的大愛，不就像我眼前的這位母親為肚子裡胎兒所做的嗎？母不為己，只為兒。

她的孕期終於來到了最小生產周數。

我說：「寶寶的周數夠大了呢！好不容易耶，但妳真的都撐過來了！」

她指了指肚子，定睛地看著我，說：「我準備好了。」

眼神、語氣裡有一種信誓旦旦的篤定，像是出演一齣不可能的任務，在布滿荊棘的路上。母親的超能力一路讓她披荊斬棘，即將達陣。

這次她住在新大樓十二樓的單人房，米白色的壁紙，搭配粉紅色的窗簾，推開門的第一視覺，多了一分溫柔。

高樓層的單人房擁有絕佳的視野。冬季的太陽回家早，天色在下午傍晚的四點多已經暗了下來。從窗戶望出去，此時已是華燈初上。在家戶燈火和車陣川流的光影點綴下，台北像極了點了聖誕燈的城。

但比起眼前這一幕，病房窗台上的布置，才更是吸睛。許多繽紛的聖誕裝飾小物，跟醫院裡的聖誕氛圍相呼應，還有許多看上去像是孩子的勞作作品，把病房妝點得更像自家臥室；此時此刻，這裡給了我家的溫暖。

在許多的裝飾裡，有一張放在別緻相框的照片，特別置於窗台正中央，留住了我的目光。有個小女孩甜膩地依偎在爸爸媽媽的懷裡。女孩大大的眼睛有甜甜的笑，叫人不多看幾眼也難。這家人的互動，即使從靜態的照片裡，都能感受到互動中的愛意。

「那是妳的大女兒？」我轉過頭問她。

一樣戴著呼吸器，難以對話的她，這次看上去，有精神了一些些。淺淺的微笑，對我點頭。我知道相片裡的小女孩像誰了。

「妳的女兒好像妳，有雙會笑的人眼睛呢！妳長期一直住在醫院，肯定很想念妳的大女兒吧?!」

她的目光落在床單，卻沒有聚焦，突然顯得有些惆悵……隨後，她拿起了白板，在上面一行寫道：「我們會視訊喔：）！」

加了笑臉符號的文字，就像一個自我的鼓勵，努力地揚起低落的心情，而當她抬起頭，又是一抹為母則強的堅強笑容。

接著，她在下面一行寫著：「她們的爸爸會照顧好她們的！」

我終於明白了這些日子在我心中隱隱的疑惑。總是沒看見陪伴在她身邊的先生，其實是用自己的方法支持著太太的決定、守護這個家。

白天送女兒去幼兒園後就去工作，下班後，也一肩扛起照顧、陪伴女兒的責任。而每天睡前是一家人約定好的「估奈時光」，也就是病人能跟女兒視訊的時候。

爸爸會幫女兒撥一通視訊電話到醫院給媽媽，讓母女兩個可以看看對方。女兒也會興高采烈地分享學校的事情給媽媽聽。這是再怎麼辛苦都努力維持不中斷的一個家庭儀式。

在每一通電話的最後，媽媽會透過鏡頭，給女兒一個「Kiss Goodnight」，就像過去的每一個晚上，這家人給彼此的晚安吻。

一個吻，是給女兒和先生的愛，也是接下來要一個人在偌大的病房裡，為自己在心裡預存的一點溫暖。

第三次見面——平安夜裡降生的平安寶寶

從聖誕到跨年，一個接一個的假期，讓人有一種慶祝新年到來的歡愉和輕鬆，但是我的元旦假期，卻都掛念著這對母女。

假期過後的第一天，進到辦公室的第一件事情，不似往常地為自己泡杯咖啡，而是還等不及放下包包，便打開電腦查詢她現在的狀況。

看到她的名字還在名單中，我鬆了口氣。然而，她名字前面多了幾個英文字TSMIA——她已經住到了淡水內科加護病房。

就在她生下寶寶後沒幾天，突然病情變化需要住進加護病房，而現在的她，已是意識不清……那一天，我特意等到會客的時間去探視。終於，在她病床邊遇到了她先生。

床底下的大箱子

先生告訴我，她在確診癌症復發後只有一個心願，就是平安地把女兒帶來這個世界，雖然他也不捨、躊躇……但最終，他選擇支持了她。

他們估算了一下，如果他們的努力能夠讓孩子如願長到足夠生產的周數，日子約莫就是落在聖誕節前後，於是身為基督徒的他們跟產科醫師討論，希望能夠在平安夜裡生下這個孩子。

最後，醫師也在確認一切條件都安全後，在平安夜當天，以剖腹產的方式，幫他們把孩子生下來；幸運的是，孩子除了周數和體重輕一點，而需要先住到新生兒加護病房，接受醫療支持照顧，其餘的一切都健康平安。

正當我想要跟先生分享我預想孩子們未來在面對沒有媽媽的日子可以做的一些準備，先生從她的床底下拿出了一個大箱子，真的很大的一個。裡面裝滿了她在住院期間為孩子準備的東西。有每一次寶寶的超音波照片整理成的相簿，在每一張照片的旁邊都還標記有當天產檢的狀況，還有一些她想跟女兒講的話。另外一袋，是她在住院期間用網購來的寶寶衣物，不只有新生兒的，還有大到三、五歲都能穿的童裝。

放在所有東西的上方，有一張卡片。卡片的正面，油墨拓印著她的一雙大手，中間是女兒的小手，就像媽媽捧著女兒的手那樣。翻到背面，是她娟秀卻略帶顫抖的字跡，那是一封寫給女兒的信。

我特別留意到，信的開頭寫著：「給我親愛的平安寶貝」……原來他們把在平安夜裡誕生的寶貝，就取名為「平安」。

我想，這個孩子終究注定跟她的母親一樣，沒有太多的時間，陪伴彼此長大、變老，甚至是沒有辦法擁有與媽媽共度時光的記憶，但是她的生命正是母親用生命守護的延續，而她以平安為名，好好地活著，就是見證自己的母親曾經拚盡全力，在平安夜裡，真的為這個世界誕下了「平安」。

心・理・師・的・呢・喃

一種超越性的愛

曾經在我的工作速寫裡，我這麼寫下：「作為一名從事心理腫瘤學（Psycho-oncology）領域的心理師，我是幸福的。」雖然這句話若是這麼直愣愣地擺放在工作的日常，「幸福」兩字甚或有那麼點矯情；然而，每當我伏案回想，那段時間的心理工作，留下來的，多半都是動人的人性光輝。

能在庸碌的日常裡遇見受到死亡威脅，反而去蕪存菁的人性，確實是幸福的；母親的天性就是我在這位媽媽身上見證的人性光輝。

母性是女性孕育生命，成為母親時的天賦本能，讓她即便知道要面對致命性的疾病摧殘，卻仍然展現了生命最強大的韌性，同時母性也給了她即便面對未卜的生死，也毅然拚上了性命，為了讓孩子在自己生命終點前誕生。母性真是一種超越性的愛。

然而，我們絕不能忽略在此同時，用不同方式與母親一同齊心努力著的父親。不同於母親的愛，像轉印在紙張上的手掌那樣鮮明可見，父親情感的濃淡用不著真的躍然在紙上，反倒就像那雙捧著卡片、捧著母女的大手，用守護者的姿態展演——「我一直都在」。

心如工畫師，能畫諸世間——臨終前怎麼好好活？

「這是我們僅剩下不多的日子，即便我不能吃，我也要陪她啊……浪漫吧。」

生命在走向死亡的路上，身體功能逐一停擺帶來的限制。死亡，在多數人的心裡，是指向無望枯槁的。但有個病人卻告訴我，死亡在即，他才更珍惜地活著！

陳爸五十出頭歲，生命如日正當中，是一個男性生涯的巔峰。事業已拚出一番風景，孩子大了，手邊也有些閒錢，生活可以開始有品質了。他剛把舊房車換了部休旅車，說是要帶太太到台灣各地走走，履行年輕時他對太太的承諾。

然而，在這個巔峰，一切美好的前景，都因為癌症換上了不同的布幕。景色不再多彩，只剩下跳針的黑白。

抗癌的過程，他也曾拿出鬥志跟它拚，卻屢戰屢敗。來到安寧，是和太太徹夜長談兩個人抱頭痛哭後的決定；但這也只是陳爸口頭這麼告訴我，因為他總是笑臉迎人。

我不明白，疾病正在一點一滴奪取他的身體功能，他飽受癌瘤侵蝕之苦。他的笑，怎麼來？切除病灶後一直需要隨身的造瘻口，因為腫瘤又長大，塞住了腸道，不停冒出的糞水常常滲濕他的造口，常弄髒了床鋪被褥，異味飄散。

每餐進食後的噁心、嘔吐，在醫生的建議下，裝上鼻胃管，不要再由口進食，因為那只會帶來貪口後的反效果。

有一次我進房，剛好是傍晚時分，陳媽帶了一個巷口買的焢肉便當，每吃一口，就要把便當盒蓋再蓋起來，就怕味道太香，讓陳爸有了食慾，卻不能吃……

陳爸說：「我說沒關係，頂多跟她要兩口來吃，吃完再吐掉就好。」帶有點玩笑般的語氣，更讓人感受到他透露出來的溫和、穩定，是因為他的心有好大的力量。

轉念即破涕——我快死了，但我還活著！

陳爸從旁邊的桌上拿了顆茶葉蛋給我，說：「這個時間，餓了吧？陪我們一起吃晚餐！」

他像個爸爸，溫柔地招呼著我。說到這裡，我到現在都還能感受到陳爸待人的無比溫暖，就像當時的太陽前斜照進病房，一片金黃。

接過茶葉蛋，我說：「陳爸，你讓我想起我爸爸。爸爸總是把苦往肚子裡吞，然後堅毅地扛起所有，當孩子的，嘴巴不說，但心裡真是很捨不得你們！而且，這條路明明走得這麼辛苦，你怎麼還能如此開朗以對呢？」

他說：「我哭過啊！就在來安寧前的那個晚上。但那個哭，不是因為覺得自己苦，而是捨不得。我捨不得，我走了之後，太太和小孩沒有先生，也沒了爸爸。以前說真的，男人拚事業總會多少忽略家裡，所以我最對不起，也最不捨的是我太太……她為我照顧家庭、照顧孩子，我總想到時候再好好陪她，想不到，一等，就錯過了……」

男人的眼淚，不為自己流，而是對妻小的不捨及緬懷那些不經意的錯過。

嘆了口氣，陳爸又拾回微笑地說：「但一轉念，我還活著！我還活著，是最重要的！」

臨終前要怎麼活，自己說的算！

「活多久，我不知道，可能很短……但我不是應該更珍惜嗎？所以那天晚上我就決定，接下來的日子，我更要好好活著！」

陳媽在一旁補充：「我說我不帶東西進病房吃，免得他難受。他卻硬要我一定要跟他一起晚餐，因為這是我們……」說不下去的她，哽咽了。

「這是我們僅剩下不多的日子，每一餐都應該要一起吃。即便我不能吃，我也要陪她啊……浪漫吧!?」

眨了個眼，陳爸接著把最傷感和浪漫的話都一口氣說完了。

陳媽聽陳爸這樣說，也破涕為笑，沒有接話。眼裡的千絲萬縷，最終化成了一抹溫柔的彎月。

陳爸的轉念和陳媽的破涕，讓我學到了一個人如何在臨終前好好活。

生命有限、身體有陷，而心靈是無限，如同華嚴經「心如工畫師，能畫諸世間」，在臨終前，要以怎樣的方式存在，在心靈的層面，仍是自己說的算！

心・理・師・的・呢・喃

轉念

陳爸面臨生命末期的「轉念」，讓我再一次感動於心靈妙化的無限可能。一個轉念，讓一個人的處境從等死的山窮水盡，走到了樂活的柳暗花明。

臨終前的每一天，正是你我身處當下的每一刻；轉念可以不只在臨終前，而可以在每一個心念之間。當自己心靈的畫師，彩繪自己生命的每一天。

嘉義阿伯的愛人哲學——夫妻間愛的哲學課

錯過的，也可以用愛彌補。

每年冬天過了冬至之後的日子總是過得特別快。東西方的大小節慶一個接一個，從聖誕節、跨年，轉瞬間就又到了農曆過年。冬天的台北街頭冷風沁臉，工作的節奏也依然緊湊，但心裡還是可以有一些盼頭，因為下一個節日即將到來。

坐在案前書寫的這時，正值農曆年節前，冷冽的空氣中卻孕育著一股興奮和期待，這樣熟悉的感覺，在安寧病房工作後，有兩個關於愛的小故事，為我的這個季節增添了一個值得紀念的拍點。

剛成為安寧團隊心理師的幾個月後，我陪著一位先生，送走他的太太，就在農曆年前兩天。病人剛轉進病房時，就已經呈現昏迷狀態了，陪在她身邊的是她的先生，我稱他作——嘉義阿伯。

夫妻兩人的年紀其實不大，但是從嘉義北上打拚過活的他們，看上去卻是比實際年齡來得蒼老一些。

雖然我沒有機會跟昏迷的麗珠阿姨談上話，但是意外地，我跟她的先生很有話聊。這對菜鳥心理師來說，倒是挺激勵人心的。拉近我倆距離的大概是我們有一種同為嘉義人的同鄉情誼。除此之外，我想正是他的太太──麗珠阿姨，是我倆都關心著的人。

令我印象深刻的，是這個病室空間，被嘉義阿伯整理得一絲不紊。

病床上的麗珠阿姨，皮膚因為阿伯早晚用乳液按摩而顯得白皙光滑。她的頭髮梳理得整齊，身上的被褥總是平整乾淨。空氣裡不是病房的藥水味，而像是嬰兒房裡才會出現的乾淨肥皂香；看上去，麗珠阿姨不像是臨終的病人，倒像是沉穩安詳地睡著的睡美人。

這天，我仔細端詳著麗珠阿姨，輕撫著她的髮絲，忍不住驚嘆：「阿伯，你把阿姨照顧得好好……」

阿伯臉上露出得意的笑，毫不猶豫地答道：「嘿係當然的嘍！」

他開始細數著這段時間，是如何細緻地打點有關太太的一切。最重要的是，會如此的用心，正因為他過去從來不是這樣體貼的先生，直到太太病了、癱了、昏迷了，接下來即將要離去了，他才開始驚覺自己忽略了、錯過了、快要來不及當一個好先生了。

他們的故事，正如我們耳熟能詳的台灣鄉土劇本。結婚後，從家鄉漂泊到他鄉討生活。沒有什麼一技之長，就從一個小小的麵攤開始經營起。早出晚歸是麵攤的日常，努力工作是為了生兒育女、攢銀存糧，日子只能向前走，沒有時間向後看。

直到有一天，太太病了，這樣過日子的腳步才緩下來。終於兒女大了、生活寬裕了，夫妻倆不僅攢下一個家，也攢下了兩人胼手胝足的情感。

然而，阿伯心裡總覺得夫妻之間好像有什麼被錯過了。在那段打拚的日子裡，他努力當一家之主，卻忘了也要當一個好先生。時間一久，也忘了該怎麼當一個好先生了。

說到這裡，停頓了一下，阿伯笑著望向阿姨，再度換上輕鬆的語氣說：「所以嘍，哇今嘛賣甲依當作公主來疼愛（我現在要把她當作一個公主來疼愛）！」

嘉義阿伯和麗珠阿姨用他們一輩子的故事，為我上了一堂關於夫妻間愛的哲學課。

夫妻是彼此的牽手。牽起彼此的，是兩人有心的對於維持一個完整的家的承諾與實踐。看似平凡的日常，卻有著支撐夫妻關係之間最強而有力的鍵結，這就是愛。逆境不會因為有愛而消失，但會因為彼此堅守著堅定信念。牽緊的手，可以乘風破浪，這正是夫妻之間堅不可摧的韌力。

嘉義阿伯用他的前半生與麗珠阿姨攜手守護了整個家；阿姨病後，阿伯放下心中對於夫妻相處被生活蹉跎的悔憾，最後這段陪伴阿姨的時間，用愛的行動，讓自己來得及當個好先生！如此，錯過的不被當成遺憾，而是一個提醒，只要持續在關係裡投入用心，錯過的，也可以用愛彌補。

天氣越來越冷，病人的病情也越來越沉重，揣想著農曆年回家前，該是與他們道別的時候了。這一天，恰巧是嘉義阿伯的生日，我用一張名片大小的信箋，用台語口吻寫了一張生日祝福給他。

我來到病房，阿伯一如往常靜靜地陪在阿姨身邊，我拿著生日小卡，指著上面的字，一字一句唸給他聽，裡頭，有我的祝福與道別……我們彼此心知肚明，這次見面或許是我們的最後一次，於是我們決定一起唱一首鳳飛飛的歌——〈祝你幸福〉，把不捨化為祝福，在生活不一樣的挫折裡，為彼此加油、為彼此打氣：

送你一份愛的禮物，我祝你幸福。
不論你在何時，或是在何處，莫忘了我的祝福。
人生旅途有甘有苦，要有堅強意志，

發揮你的智慧，流下你的汗珠，創造你的幸福！

真實療癒力來自真實的關係

好久，我沒想起這個故事。

工作兩三年後的一個農曆過年期間，我的公務機突然響起，看著不知名的號碼，心想：「詐騙集團這麼努力？大過年的還打來騙！」但看在是公務機的分上，還是接聽了。

電話那頭，一名中年男性操著嘉義台語腔說：「映之（音：映珠）！我嘉義阿伯啦！「記得我嗎?!就是那個麗珠阿姨的先生，唔某?!住在民生南路口的阿伯啊……」

阿伯叫喚我的口音，還有他親切的自我介紹，我知道，他就是嘉義阿伯。我們談話的點滴，又在腦海清晰可見。

我：「喔！當然記得啊，是嘉義阿伯啊！新年快樂捏！」

「阿伯要跟妳說新年快樂啊。天氣很冷，妳要穿暖一點嘿！」

這時候，我跟他不再是病房裡被專業關係套牢的家屬和心理師。一句家常的問候，是一份長輩對晚輩的關心，傳遞著好濃厚的台灣人情味。

掛電話前，阿伯告訴我：「阿妳寫給阿伯的卡片，我到現在都放在皮夾裡面喔！」……我的記憶又飄回到最後那天在病房，阿伯收下我的卡片。阿伯眼眶泛著淚，努力忍著，沒有讓它滴下來。從口袋裡，拿出他用了多年舊舊的皮夾，把我給他的小卡跟身分證放在一起，再收進他口袋裡。

我知道，我的心意，這幾年，一直被好好收在他心裡。

在中國人最重視新年團圓的日子裡，聽到來自嘉義阿伯的問候，除了感動，心裡有一份安心。他讓我知道，沒有牽手相伴的日子，他仍努力好好地生活著，也讓我知道，當初那個菜鳥心理師，縱然還有很多專業上的不足，但是總憑藉著一份真誠，拉近了我與病人與家屬之間的距離，帶著初衷，以愛為名的現身，可以烘托出人與人之間最真摯的情感。

幾年後的這通電話，讓我體驗並且相信悲傷的真實療癒力，來自人與人真實的關係，而且這個療癒力，確實可以從病房延續到日常。

心．理．師．的．呢．喃

傳遞人我間真摯的情感

臨終的悲傷陪伴除了運用專業心理學，心理師面對生死的思想與哲學，更是展現在面對臨死之人及其家人時，承接他們心理動盪的能力；甚至超越專業關係，在人性關懷的基礎上，傳遞人我間真摯的情感。

謝謝嘉義阿伯的那通電話，使我深信心理的療癒始終來自心理師對人的情真意切。

為你熬一鍋濃郁，留下生命的精華——謹以此文悼念我的師傅邵伯

希望能被記得，常常是病人臨終共有的遺願。

血液腫瘤科的周醫師是一直會留心病人心事的醫師。當發現病人在治療過程中，「卡住」他們的不再只是醫療能解決的，而是「心事」或「心病」時，她就會把病人轉介給心理師。

特別的是，我常常接到她的親自來電，問我有沒有收到哪一床她轉給我的會診單，因為啊，她有第一手的病人心事要轉手讓我知道。這樣，我才能更快地接手，更快地進入狀況，也能夠幫忙團隊，疏通卡關的心理困擾，讓醫療工作接續下去。

有一次，我又接到周醫師的轉介，但這次周醫師的轉介原因跟以往不大一樣。邵伯是個單身的榮民伯伯，他很了解自己末期大腸癌的進展，心情也算平穩，平時能夠自行打點腸造口袋的更換以及皮膚護理、規律地到院打化療、檢查，雖然有一些經濟的困難，但也有社工師的幫忙。

那麼，周醫師何以把他介紹給我呢？原來，邵伯有藏了一輩子的心事。這次不是需要治療，而是需要有心理師作為一個有效能的傾聽者，成為故事的聽眾，同時能幫助他爬梳這輩子故事的脈絡，肯定、回應，甚至幫他完成生命臨行的遺願。簡言之，這是一個關於臨終前的生命回顧、心願完成的故事。

生命回顧就像是完成一本立體的自傳書寫

下午四點，我依約來到一樓的癌症整合治療中心。邵伯已經在這住了一個晚上，周醫師跟他約定好，完成他的化學治療後，等跟我會談完再回家。

我有點來晚了，他已經整理好自己的行囊，桌上只留著一個喝水的水杯。其他的，都打包在看起來用了很多次的塑膠袋裡。小小一袋，已經是邵伯所有的家當。

乾淨整齊的被褥，也是他自己疊好的。他高坐臥在床上，就等我來。

我帶著一些歉意，因為無法準時赴約；然而，這就是行走在醫院心理師的為難，會談總會有許多先於心理需求的原因而斷續，時間和環境上的無法掌控，也是工作中無形的負荷，然而某種程度上，已經習慣在偌大的醫院裡，獨自紮營又再移防……為了每一次不能馬虎「交心」的任務。

我先在門口遇到了周醫師，她把我引薦給邵伯。病床旁邊架設了一台攝影機……原來，邵伯是一個要拍攝紀錄片的個案。邵伯曾經告訴周醫師，他已是知天命的老人了，只希望在臨走前，有人可以聽聽他的故事，把他的故事記錄下來。

死亡可能是現世中少數真正人人平等的待遇，所有的有形物質，生不帶來，死不帶去，唯有那與世界、與人們交織的過去，會留在人的記憶裡。也就是這樣，希望能被記得，常常是病人臨終共有的遺願。

「一九四九」，是一個中國近代史上人們命運一夕丕變的代名詞。在那個大時代背景的洪流下，兩岸分隔、家庭失散、流離失所、喪失生命……然而，對邵伯個人來說，這輩子顛簸走過這時代洪流的沖積路，用自己生命見證的大時代記憶，是不能被遺忘的歷史。

縱然，邵伯想被記錄的故事，對比起那大時代的大，可能只是億萬分之一般的渺小。在那巨大的創傷下，個人的悲歡離合，酸楚得不值得一提，但周醫師感受到邵伯的渴求，於是結合了醫院原先有的紀錄片拍攝計畫，邀請攝影師及紀錄片導演，為邵伯拍攝一段就醫紀錄片；而這一段我與邵伯對話中進行的生命回顧，恰好是他來到醫院以前大半生的縮影。

雖然剛開始稍稍不習慣被拍攝，但好在，我很快地就再次專注在我跟邵伯的對話。邵伯看來早已為這個拍攝及會談準備多時，在我簡單的引導下，開始了他的敘說。

他出生在大陸廣州，六歲的時候，隨著母親逃難到台灣，父親還滯留在大陸。從此一別，他與父親，彷彿就是一場命運造成的「生離」。雖然後來父親跟著軍隊，也到了台灣，但是父親隨軍隊來台後，便駐紮在軍事重地金門，要見父親一面，幾乎是不可能的事。母子兩人雖然平安落腳在台灣基隆，但是生計無以為繼。那段日子，讓他到現在還無法忘懷恐懼，因為母子兩人能夠相依為命，但在台卻舉目無親。

邵伯在講述過程中，那看似平靜的臉，我卻能從他眼睛裡讀出一種悠遠流長的愁思萬千，敘說著那個大時代的顛沛流離及悲歡離合。

這條從大陸到台灣的逃難路，就像台灣、大陸相隔一道黑水溝，那是一條看不見盡頭的離鄉不歸路。關於自己與父親母親後來的故事，在那天的談話中，我努力地想了解他與父母聚合離別的脈絡原委，但這段故事好像是邵伯壓抑太久的悲傷，過了太久，已經怎麼也說不清，怎樣也道不盡了。

他拼拼湊湊地說母親到台灣後，沒幾年就去世了。他從十幾歲開始，必須自己幹活養自己，也就是從那時開始，他開始過著像孤兒一般的生活。這樣的早年，「吾少也賤，故多能鄙事」，什麼都做，什麼都不奇怪。最長，也是最後的一份工作，是當搬運工。

邵伯非常堅毅，卻也相當固執，常因為自己做人處世的眉眉角角，一直無法與人融洽相處。高標準要求自己的同時，也看不慣別人，總是挑剔……一直都沒有辦法在工作和生活建立起較深長的人際關係，更別說他嚮往，卻從未擁有的婚姻。於是乎，孤獨，幾乎是他內心世界的唯一寫照。

料理裡的思鄉之情

說真的，我很少見到一個孤獨得如此徹底，卻還如此熱情的人，尤其是當他說到私藏的一手好菜時。邵伯說，他其實是個非常喜歡研究料理的人。

我猜想，那是留住家鄉味的方法。「唉呀！聰明啊！就是！」宏亮的聲音穿透整個病房。聽到我這麼說的邵伯喜出望外。他放在料理裡面的思鄉之情，被我看出來啦。於是，他興致勃勃地口述一道又一道的外省好料，舉凡豬肉餡餅、蔥油餅、清炒高麗菜，還有他最得意的滷味；滷豬頭皮、滷豆干、滷海帶、滷白蘿蔔……每一道調配祕方都有他龜毛的堅持。

但我懂，這種堅持是為了復刻記憶裡的原汁原味。深怕一個閃失，味道變了，就不是家的味道。愛吃，也喜歡烹飪的我，是聽得津津有味，也很享受在這個過程中，我與邵伯對食物、烹調因為共同喜好而來的雙向交流。

留住記憶中的味道，就是意義

尼采曾經說：「一個人知道自己為什麼而活，就可以忍受任何一種生活。」邵伯彷彿把這輩子嚐盡的酸甜苦辣，都放進了菜餚裡，成為他的調味精髓。烹調出有生命力的一道道家鄉菜，就是他生命最大的意義。

邵伯的生存處境就是社會最底層人們的縮影。電影《艋舺》一場主角們在街頭拚搏時說的台詞：「意義是啥小！我只知道義氣啦～」在那樣苦的日子裡，哪一個人不是在泥濘裡打滾，只為了吸到一口新鮮的空氣。為了下一餐的溫飽拚搏著，誰還管得著意義。

然而，邵伯卻能在工作之餘，從記憶中提煉食物的味道，將思鄉之情轉化為對烹飪的熱情，為的是留住家鄉味，也留住兒時記憶，以及用菜餚留住屬於那個大時代在他生命中刻畫的種種……這就是他想要傳承的，這就是他活下去的意義！

我想，即便我的生命經驗和他的相差十萬八千里，然而我跟邵伯對生命、對國家、對土地，有一種共連結的情感，而邵伯的故事正是碰觸到了這份深藏在心底對家國的愛，同時也激起我內心一股想為這時代留下一些什麼的動力。

第二十三號徒弟

我雖然坐在他的床邊，但我卻好像是他餐桌的座上賓，而且是個懂得品嘗和欣賞他廚藝的好客人。我附和著他的烹調工法，一搭一唱，我們一同在敘說的過程裡，賓主盡歡。

就在這個時候，邵伯突然冷不防說：「我要收妳當我的『第二十三號徒弟』！」

驚喜中的我，卻顯得遲疑。我明白這是一個關於生命傳承的邀請。然而，重然諾的我，頓時覺得若是擔不起這「二十三號徒弟」的使命，是不能輕易承接的，因為我不願意我的一股欣喜和承諾只停留在當下，僅想透過承諾來促使心理會談療效；如果我要承接，便是對著個人、這個承諾背後的意義擔負起了某種責任。

於是，我問了邵伯：「為什麼會想要收徒弟呢？」

有種來自大陸的爽朗個性，邵伯不作多想的就說：「當然是想要把我的手藝流傳下去啊，不然等我死了，沒半個人會，那多可惜啊！這可是我練了一輩子的功夫啊！我都把食譜寫出來，一整本，擱在家呢！」

「之前已經收了二十二個徒弟啦，不是已經有他們傳承你的手藝嗎？」

他黯然，搖著頭說：「別說他們了。只有一個真正去開了一家牛肉麵館，但是我後來去吃、去檢查，口味變了，變了……」

說來也不奇怪，要達到邵伯那每道料理都是以秒計時、斤兩不差烹飪的龜毛標準，真的太不容易了。

最後，我把好奇的焦點放回自己身上，有那麼點害羞地問：「邵伯~那可能是你關門弟子的第二十三號徒弟，為什麼選我呢？」

他看著我的眼睛說：「妳聰明、妳能懂，而且妳有心！」

我懂了。邵伯並非隨便點兵，除了對料理的了解，或許，他在等待一個有心人！這個理由好像破除了我的擔憂，即便我絕不可能是那個廚藝拔尖的徒兒，但是我可以是有心傳承的人。於是，我答應了邵伯。

我對邵伯說：「我答應做你的徒弟，我可能不是最會煮的那個，我也不能夠真的去開店，但是我保證，我學會了之後，你的味道，也會在我家的餐桌飄香！我知道，你一直都嚮往有個家，大夥兒能回家，圍著大桌兒吃飯，吃著家鄉味，感受家的溫暖……」

這是我最直覺感受到的。孤身的他要離世前最後的盼望。孤獨了一輩子，心心念念想擁有的還是那個記憶中或想像中的「家」，而那個大鍋熬煮的熱度、飄香的味兒，都是串連起這個畫面的靈魂！

邵伯聽到我答應後的回答，顛覆了我的想像。

我以為他會展露笑顏，然而認真的他，還是面不改色地說：「如果妳要當我的徒弟，可以！但是我要妳也有付出。不是付給我，以前我都免費地傳授，但大家都不珍惜。我希望我教，妳學，這是有一個承諾在的，不是要妳付錢給我，妳可以去捐款給慈善單位，一塊都可以，但不要空求！」

哈哈，果然師父和徒兒一般脾性。對於承諾的重視程度極高，維持一貫「擇善固執」的風格，絲毫不馬虎！

「那有什麼問題，我會去做的。」我也欣然同意！

集合眾人之力，夢才得以實踐

如果沒有馬偕一幫有心的同事，我想我承諾邵伯生前傳授廚藝的願望，可能只能做半套，光說而沒有機會練。為了及時實現這個願望，出動了好多「癌症整合治療中心」和「癌症資源中心」的好夥伴，因為大家都想要一起幫忙完成一個對邵伯來說，很重要的生前遺願！

我們最後決定跟邵伯學他自豪的滷味。有人提供自家的廚房，作為實踐夢想的基地，有人事前特意到三芝採買了著名的黑毛豬，因為作為滷肉和滷豬耳朵的食材，肉質和Q度是好吃的重要關鍵，還有同事下班後留下來拔除豬毛，另一組人馬按照邵伯給我們食譜，採買蘿蔔、白菜、豬絞肉，還有所有滷味需要的料理米酒、糖、鹽等等，萬事齊備，直到約定的那天。我們與邵伯約在醫院，一起出發到夢想實踐的基地。

還記得那天，大家脫去了身上的白袍以及工作服，換上了廚房圍兜，三、四個人一起擠在廚房，好像一個生產線。有人洗菜，就有人負責切菜，然後按圖索驥，一個步驟一個步驟地把食材、佐料投入鍋中。

邵伯坐在邊上的圓桌，好像一個統帥在發號施令。一會兒確認下鍋時間，一會兒確認食材分量，絲毫都要在他的掌握和審核下進行。

說真的，在場的大家都不是專業的料理人，在這個嚴格的標準下進行，都顯得有點戰戰兢兢，但大家心中明白這一次為了邵伯圓夢計畫而到齊所有人、事、物，是第一次，也可能就是最後一次了，於是大家還是投入了百分百的心力，盡量達到「邵氏標準」。

隨著食材的烹煮熟成，這鍋只准加酒沒有半滴水的食材，燉煮成一鍋濃厚純香的外省滷味。

我們心中的緊張和嘀咕摔之而去，轉而期待著親自品嘗原本只存在於邵伯口中和食譜記載的真實味道。

大功告成後，我親自將各種食材裁切小塊、盛裝入碗，遞給師父品嚐集結大夥兒心力的第一口，靜待師傅的評核。

邵伯什麼都品了一點，點頭說：「不錯！」

呼，能夠得到嚴師不錯的評價，算得上是肯定了！

邵伯傳承的口味真的有別於傳統我們在麵攤習慣吃的，濃濃的酒味甚至有點嗆口，第一時間很不習慣，但是多嚼幾口，發現米酒的嗆退去後，剩下的是食材原味和酒香和合成的甜。

原來這就是師傅想要傳承下去的精華之味！想來，這食物的個性與它的創作者個性那麼地相仿。初認識時，鮮明帶有嗆勁，並不討人喜歡，然而再多一點的了解，他原來是一根腸子通到底的「真」，這樣不帶矯揉造作的個性，認識深了，便會知道他是個有溫度的鐵漢子啊！

是不是知道我記著了，你便放心了？

過了幾個月後的某天，師傅身體不舒服，被安排住進了安寧病房。我心中一緊，比我預計的快了一點，但聽說是進來處理一下腸胃道的症狀會再出院，我才稍稍鬆了一口氣。

那天下午，我特別地忙碌，一連開了幾個會，也有幾個舊案要會談。雖然心繫著要去看師傅，但只能不停瞄向左手手腕，錶上分針不停往前右轉了幾度之後，時針又再多轉了幾圈，眼看著已經要超過下班時間了。直到接近傍晚六點，我終於忙完手邊的事，可以去看他了。

他的房號是3208A，是在護理站右邊病房區左側第一間病房。我從護理站遠遠地把頭探向裡邊，我看到邵伯了。

映入眼簾的第一幕，正如我第一次進去他的病房，乾淨整潔，幾乎沒有其他的物品，只有他一個人在床上，只是這次不再高坐臥，而是躺著休息。

我三步併作兩步地進到他的病房，站在床邊看他。他正閉眼休息，呼吸勻稱，只是看上去瘦了一些。

他還是被我的來到驚動而醒來。我輕喚他：「邵伯，我是映之～吵醒你啦?!」

他立刻打起精神：「喔！映之，妳來啦！」

但說話的力道，還是比不得幾個月前盯著我們做菜時有勁。

我本還想關心他這陣子的身體，但他馬上轉移了話題，又說到了他想要把私房好菜傳承下去的心願，然後又再從頭說了一次炒高麗菜的細節……

「邵伯，您忘啦，您都一一跟我說過啊，我可是您第二十三號徒弟呢！我們那天不是還一起完成了一鍋滷味……？」

邵伯：「喔喔喔～對對對，我怎麼這麼快就給忘啦！」

我發現他的記憶已經開始模糊，時空開始有些錯亂了……我想，才第一天入院，肯定才正需要好好調理休養，待說到了一個段落，該讓師傅先休息，我也該下班了。好多話，反正我都在安寧，這次可以好好陪師傅的時間可多了！再次看了看錶，也將近晚間七點了。

隔天一早，我把師傅的食譜帶上，準備再跟他好好討教幾道菜的口訣。來到辦公室，打開電腦系統，卻發現3208A的那一行只剩下系統原先設定好的顏色，所有資料清空了，也沒有任何人的名字在上面……雖然心裡很震驚，但下一秒，我知道，也必須接受我的師傅不在了……

這就是安寧日常，從來就沒有真的什麼準則，生命總不在掌控之中的狀態才是日常。

我來不及哭，來不及悼念，一天的工作也如常的要展開。白天的醫院，人聲鼎沸、熙來攘往，忙碌的行程剛好可以幫助一個失去師傅的徒兒，好好做個心理師，繼續工作。

那些還沒有整理的心思，可以先擱在心中。直到那天夜裡，才一股腦兒地湧出，流動成沒有聲音的話語，躍上螢幕，化為我思念的悼文。

師傅：

謝謝您傳承了您的味道，那一鍋您用生命熬出來的精華。

您感嘆著這輩子什麼都沒有，就是藏了一身廚藝。在生命終點前，您最急著的就是傳承。於是，我學了，還不怎麼會的時候，就跟夥伴們及您一起完成了。（笑）您在最後感嘆著，您這輩子孤寡，但我跟您說，您傳承的味道，未來會在我們和家人、朋友聚首的餐桌上飄香。而且，您傳承的味道，都會在我們的心裡溫暖。

我永遠不會忘記您熱切地說著、教著的聲音宏亮，更不會忘記您刻意低首對我強調：妳是「上乘良駒」時，我的開心與得意！您說：「妳有慧根、有熱情、又認真，問的問題都命中要害（開心大笑）。」

您知道我記著了，放心地說：「那就好」地睡著了。

我能夠收到嚴格的老師這樣的稱讚，我也開心地無憾了。

後記：

每年歲末年終，我本就會捐贈創世基金會《寒士吃飽》的尾牙方案，為露宿街頭的寒士、街友以及獨居長輩能在中國傳統春節團圓飯桌上有頓溫飽。當年年底，我比往年多捐贈了一個額度，這是我向邵伯允諾的，拜師的束脩之禮。也希望這一點點心意，能傳達到那些和邵伯一樣孤身的人們心中。

心・理・師・的・呢・喃

回應人生的功課

我們幫邵伯圓夢，其實也是幫助自己。整個過程，讓我見證了生命得以超越，正是因為命運有苦、生命有限。人，終究是自由的，而真正的自由且具有超越性的，在於一個人的心靈；心靈是無限的，因為它可以轉化、可以變現、可以無限開展。

心靈在一個轉念間，不僅可以承受命運的作弄、化苦難為力量。感恩苦難，讓我們有機會鍛鍊心智，用積極的作為，回應人生功課。原來，生命不僅給予苦，也同時會給予滋養的挹注，如此，讓我們更懂得感恩、懂得如何愛與被愛，這不也是一種生命的意義！

讓我們一起乘著時光機，回到閃亮的日子

從他的抱歉和自責裡，我聽到的其實是自我的失落。

提到回憶，會讓你想到什麼？很多時候，回憶就像一部時光機，總能在剎那間帶領我們穿越時空，喚起許多曾經走過的點點滴滴。

安寧心理師也常常運用病人的生命回憶，當作心理工作的素材，成為伴行者，陪伴人們在生命終點前回望，尋找屬於自己的亮點。同時，安寧心理師也成為見證者，見證平凡生命裡是如何成為自己生命的勇者，在命運的跌宕裡勇於迎戰。

在我的安寧記憶裡，曾經出現過一個具有電影明星般風采的「飄撇阿伯」（英俊瀟灑的）。他在安寧病房的日子從來不以病人之姿現身。每次見他，他都是穿著自己帥氣的修身喇叭西裝褲，搭配紅黑色條紋襯衫，再加上招牌迷人笑容，坐在床邊，跟每個到訪的人道早問好。要不

是阿伯因為呼吸喘，需要戴氧氣鼻導管，我可能真的會在恍惚之間忘記我身處在安寧病房。陪在他旁邊的太太，跟阿伯那真是天生一對，一樣熱情、好客又健談。每次進到阿伯的病房，就像到他們家作客一樣，打開話匣子，自然就聊了起來。

生病受苦的是他，為什麼還要道歉、自責呢？

飄撇阿伯住進病房的第二個禮拜，他的病情卻悄悄起了變化。

這天，我與病房關懷師碰巧一同來到了飄撇阿伯的病房探視，只見阿伯半坐臥床上。招牌笑容敵不過病魔的折騰，他不忘點頭招呼，但失了神的表情說明了事有蹊蹺。原來，隨著病情下滑，昨天大半夜的譫妄發作，意識混亂之下的脫序行徑忙翻了夜班的護理人員。

在得知這個狀況後，我和關懷師蓮芬便在他們夫妻倆的身邊坐了下來，想要安慰眼前因為失序而失了光彩的阿伯。

話還沒說上幾句，阿伯就連忙向我們道歉：「拍謝、拍謝……」

然後用極度懊惱的表情，再接著喃喃自語道：「拍謝……我實在有夠見笑（台語）……」

這抱歉裡有道歉，還有自責……

生病受苦的是他，為什麼還要道歉、為什麼還要自責呢？飄撇阿伯從不是一個為了病情自怨自艾的人，然而從他的抱歉和自責裡，我聽到的其實更多的是自我的失落。

除了因為昨晚的「失序脫軌」麻煩到了夜班護理人員，那個譫妄發作時，「不是自己的自己」跟平時「堅忍自持」、「風流倜儻」的自己迥然不同。自己把自己的臉都給丟光了、見笑了而不知如何自處啊！

一個人的生命經驗形塑著一個人的自我形象。我和關懷師試著和阿伯從當前疾病的困難，談到當年生命的艱苦。我們才知道，現在看似瀟灑的阿伯，年輕時是苦過來的。

意志力和自尊心極高的阿伯，不願接受家人的救濟，靠著夫妻胼手胝足，打拚經營一家成衣工廠，一點一滴累積，才有現在的成果。

在後來的會談，透過了澄清與外化技巧（註），**他漸漸懂得了譫妄的脫序，是因為疾病中不可控，但絲毫未動搖的，是他心靈巨人的內在本質，於是能漸漸接納當前的自己**。

我們在那次的會談裡，好像乘坐著時光機，回到當年飄撇阿伯閃亮的日子。他生動地憶起當年在成衣廠工作中的小確幸。

台灣經濟起飛的那幾年，成衣廠的生意挺好。打版製衣後，飄撇阿伯會騎著他的「野狼

125」趕著到處去送貨。帥氣的摩托車是辛勤工作的獎賞，能騎著野狼送貨，是自食其力打拚的足跡，再累也是甘之如飴啊！

說到這裡，阿伯的眼睛透露著我們從來沒見過的光彩。那是透過回憶，穿越到年輕時意氣風發的臉龐。

然而，除了談話中的心理療效，我們還能為這樣的生命做點什麼嗎？

懷舊音樂美食趴

所有在安寧病房工作的專業人員都是生命工作者，這樣的熱誠，推動著我們常常思考如何為病人開創生命更多新的可能。在這個工作氛圍下的臨終陪伴方式是豐富多元，而且充滿生命力的。

飄撇阿伯在會談回憶中感受到生命價值與意義，使我們有了一個新的發想。我們希望把個人的心理工作效益擴大，以懷舊治療的模式，擴展到病房其他的長輩病人和家屬。於是，我們決定辦一個「懷舊音樂美食趴」。在懷舊Party裡，我們以台灣三十到四十年代的大稻埕市集作為時空布景，用懷舊老歌帶領在場的大家穿越時空，回到了過去，還有工作人員迅速成軍的「黑貓歌舞團」上演一段大稻埕時裝歌舞劇，更增加了懷舊活動的臨場感。

不僅如此，我們還準備了台灣地道傳統小吃，有燒肉粽、草仔粿、芋頭粿、檸檬愛玉，讓長輩們用味覺體驗回味舊時光的好味道。

搓圓仔活動則是這次把大家串連在一塊的高潮。現場的工作夥伴、病人及家屬一同樂在其中。有個好久沒有由口進食的病人這麼告訴我們，他說：「好久~沒吃到湯圓，雖然我不能吃多，但是香甜軟Q的湯圓在嘴裡咀嚼的滋味，好幸福啊！」

其實，飄撇阿伯沒有來得及參與這個「懷舊音樂美食趴」，但是我們彼此都沒有為此而感到遺憾。

懷舊Party前的那個周末，阿伯已經提前在自己的病房裡，舉辦一個小小的「三代同堂冰淇淋同樂會」了呢！

那天周末，一大家子的人都來了，所有阿伯口中最孝順的兒子女兒、在總統府當憲兵那個最讓他感到驕傲的長孫，還有那最愛撒嬌貼心的小孫女通通都來到了病房。

貼心的蓮芬姊，想到了之前阿伯說過他想要吃冰淇淋的心願，於是準備了一大桶的冰淇淋，而且還不馬虎地附上了專門挖冰淇淋的勺子。

聽說，那個周末在飄撇阿伯的病房裡傳出來的笑聲不絕於耳，而且啊，一大桶的冰淇淋，在他們全家一同分享下，三兩下就見底了呢！

阿伯說，他的前半輩子雖然苦，書也念得不多，但是他重視身教和言教，秉持著這樣的價值觀，他更是努力地在展現一個父親在家庭中父慈子孝的生命態度。

他曾經說過，他最幸福滿足的就是擁有一個賢慧孝順的賢內助，還有祖孫滿堂、和樂融融的家庭。那天，三代同堂的冰淇淋家庭同樂會，肯定讓阿伯和他的家人在安寧病房裡再一次重溫，享受了這個最平凡，也最幸福的快樂時光，也是他克服了生命寒冬之後，換來了這個家的春暖花開。

星期一一早，我知道他如願回宜蘭老家，安詳地走了。

後來，我跟照顧過阿伯的護理師和蓮芬姊在病房走廊上，談起這段見證飄撇阿伯的善終過程，我們的心裡都有超乎語言能表達的滿足。

如果說，敘事治療能讓人從過去經驗中重新找到意義，懷舊治療能讓人在當前經驗裡體驗曾經的幸福。在安寧病房，集結大家的力量完成終點前的生命工作，便是為了讓所有來到我們當中的生命，活得既有意義，還能感覺幸福，這就是我們在工作中最大的滿足與快樂了。

心・理・師・的・呢・喃

為病家打造專屬的小日子

病，往往帶走人們最習以為常的平凡珍貴的小日子。在馬偕安寧的那幾年，跟著團隊一起為病家打造專屬的小日子，是我職業生涯引以為傲的經驗之一。因為讓病人在生命的最後，能過上一些平凡舒心的日子，是因為團隊跟病人有著靠近的關係、善解的聆聽，以及深刻相互接觸之下帶來的行動。這是安寧全人照護的專業，也是整個團隊平凡日常中展現的不凡。

註：外化技巧是將「人」與「問題」分開，藉此避免為當事人貼上負面的標籤後，會削弱其面對問題的意願與能力。透過「問題外化」的釐清過程，當事人有機會從不同的角度，重新認識自己所面臨的處境或問題，也因此帶來改變的契機。

善終的規劃（上）——用自己滿意的樣子活到最後

人早晚都要走，自己的「好走」需要思考、規劃和行動。

善終的起點是善生

不曉得你是否知道，我們常用來祝賀人的祝賀詞——「五福臨門」的五福是哪五個福氣？過去，我從不曾認真探究，直到我為了講授生死學備課時才知道，原來我們常說的五福，最早的典故是《書經‧洪範》裡提到：「一曰壽、二曰富、三曰康、四曰悠好德、五曰考終命。」而「考終命」即是指「善終」。

人能善終，真是好福氣！只是這福氣還得要加上個人的努力，才能讓人真正好走。善終的規劃不只是臨終時刻，當需要與病共存時，就可以開始思考要怎麼在帶病的狀態下，還能用自己滿意的生活狀態活到最後，因此善終的起點是善生。

「好走」需要思考、規劃和行動

幾個月前，正準備一個給晚期癌友的支持團體課程規劃時，我和主辦的社工討論，我們一致都認為，善終的規劃必須要安排在其中。因為我們都明白，人早晚都要走，自己的「好走」需要思考、規劃和行動。

原先，我還是有點擔心這個話題會讓參加的癌友團員們感到不自在，畢竟即使是晚期的病友，大家都還在接受治療中。明日如今日般安穩平靜地來到，是大家心中最基本的企盼。要大家談自己的死亡，會不會有些彆扭或觸霉頭？

結果出乎我的意料之外，簡單開了場後，幾乎不需要說話，因為大家就這麼我一言，你一語的分享。大家從現在的身體症狀控制，談到了身後事的安排。

那種「早就在安排」的氣氛，讓我知道我的謹慎和擔心是多餘的。

滿意的生活，生理、心理缺一不可

大家其實很有自覺，紛紛提到了**症狀控制絕對是好走的最低門檻**，因為身在病中的病苦，唯有自己能親身體會。

團體中，美麗爽朗的Feng談到了身體症狀的控制。她說：「我每天都在痛啊，只有小痛和大痛的差別。但是生活品質要顧，止痛藥就一定要開到足啊！還有醫生在那邊擔心我們成癮。如果都要死了，哪還有顧忌成不成癮的問題?!我只是想活得舒服！我每天最開心的就是一天工作完，洗好澡，吃了止痛藥，冷氣開下去、熱敷墊給它貼在痛的地方，舒舒服服好好地睡上一覺，什麼煩惱睡一覺起來都好啦！」

Feng是行動派的，對自己身體狀況和疼痛控制一直是很有主見，即知即行。我非常欣賞她有一種「我一定要好好把自己顧好，其他的，都不重要」的生活態度，因為這樣，她竟然能夠耐受身體受苦而活得自信美麗，也常常是其他人的加油棒，非常不簡單！

除了生理的問題，情緒困擾也不能忽視。

團體中，唯一的一位男性楊大哥說：「前陣子，情緒很低落，不知道是不是自己一直視為自己抗癌路上的標竿人物病情突然變化走了，給了自己好大的打擊；又或者是天氣的影響……總之，在年後整個人狀態好差，每天都不想出門，連團體都不想來，每次都要給自己打氣，想著團體的大家，活絡的氣氛，才勉強邁出家門。」

這個「情緒議題」已經連續在團體出現好多次了，都不見改善。於是，我拋出一個可能被忽略的——癌因性疲憊（cancer-related fatigue）。因為癌症或癌症治療產生大量促進發炎的細胞激素，造成的疲憊，常見於第三期和第四期的癌症病人，盛行率頗高，卻因為「只是累，應該不是什麼大問題」而常常被忽略。

大哥的情緒並非典型的憂鬱或喪志，而是身體的疲憊感，影響了整個人的動能，把自己給綁住了。

情緒低落好久，但卻苦無解方。我建議他把這個議題帶到門診，跟醫師討論。無論是不是癌因性疲憊，至少讓主治醫師完整地了解除了生理還有情緒的問題正困擾著你。

果不其然，在這次的團體中，大哥說醫師幫他調整了處方，雖然他說不出藥物調整的細節，但他知道醫師針對他的疲憊和情緒都做了處置。

一方面，一直困擾的問題被搬上檯面和醫師討論，就讓他覺得有被幫助。二方面，有規律按醫囑服藥，雙管齊下，已經感受到自己心情上明顯的不同。

用最美的姿態，回眸、前行

德國哲學家海德格存在主義的思想——「向死而生」的存在哲學觀，影響著我對生命與善終思考。出生和死亡不是生命中兩個不相連的端點，人是在相續的時間軸線上，走著走著才走到身後的。因此，善終的規劃貴在自覺後的生活打造，明白自己對症狀的忍受程度和生活品質的要求，盡自己最大的努力，做到自助與運用他助，用自己滿意的方式，活到最後。

坐在我左手邊的婷，是我心目中那個把生命的每一步都活出美麗姿態的女人！我印象很深刻，她是這麼對待生命來面對死亡：「我總是刻意提早來參加團體，在早一站公車站牌下車。今天的陽光很好，光線從小葉欖仁的葉子間透出來，風也涼涼的，很溫柔……早一點到的好處是，可以先在旁邊的靜思書軒喝杯咖啡看書……刻意用心，在當下活著，如此當生命走到盡頭，便能以最美的姿態回眸，然後前行！」

心・理・師・的・呢・喃

善終的同義詞是善生

不要以為善終的議題離我們很遠，因為善終的同義詞是善生。生命就在我們每一次呼吸、每一個舉動、每一個選擇、每一次與人的相遇、每一次與關係的離別裡。

留心自己的生活就是經營自己的善終，願我們都能好好活，好好走。

善終的規劃（下）——身後的事，因為愛，要先說

說與不說，惦量在心的，往往都是我們對家人的愛。

在一個再平凡不過的下午，我和先生一同走在台北的街頭，正要過馬路。我跟先生表達了我的善終需求：「我跟你說喔，像我這麼需要說話來表達我自己、愛享受美食的人，如果我的生命必須仰賴呼吸器呼吸，沒辦法跟人互動，吃東西也需鼻胃管餵食才能活著，那對我來說是一點意思也沒有，不算活著！」

這是我對「不想像那樣活著」的最基本訴求。但是其實到了生命的尾端，有更多超乎我們想像的生活細節以及醫療決定，需要逐一思考，才可能有符合好走想像的安排。

「善終」沒有萬眾歸一的標準答案，因著每個人對於生命末期的生活樣貌的想像不同，都會有不同「好走」的期待。然而這個期待，除了需要提前規劃，重點是不能只有自己知道，我們

都需要在沒有辦法表達意願的那一刻前，將「終身大事」交託出去。

難以啟齒的啟齒

在晚期癌友的支持團體裡，我們也談到了每個人對自己身後事的安排。Ying是個非常堅毅的女人。她曾經照顧至親從生病到離世，但想不到自己沒多久之後也被診斷出癌症，而且一檢查出來就已經是末期了。

雖然一診斷就是末期，但她沒有讓自己喪氣太久，舉凡治療計畫、日常飲食、返診就醫……一切都還是在她強大的信仰支持力量和與先生的相互扶持之下，往前一步又一步地走到了今天。

那天，坐在我對面的她，雖戴著口罩，但笑起來有雙明亮大眼睛，眼神透露著熱情和堅定。她和先生的好感情也是令人稱羨的。我們好奇她跟先生是怎麼一同面對罹癌這個噩耗的。她說，那段時光，比確診癌症更難受的是在先生面前撐著像若無其事。她和先生都太愛對方，可以一起商討癌症治療中的種種對策，卻沒有辦法有一丁點的碰觸彼此的心情，因為她和先生都是深怕對方擔心而不敢顯露情緒，但其實那被診斷末期癌症最駭人的——「死亡」，卻像是國王的新衣。大家都知道，卻沒人敢說破。

有一天，她實在憋不住。趁著吃完晚餐，兩個人在客廳，她主動破了冰。她先生避談，想離開現場。

她終於忍不住地吼了出來：「你現在不跟我談，哪一天我真的死了，你要怎麼辦?!我想要怎麼辦（喪禮），你都不知道！」

先生大概也扛著這個不想面對的壓力扛得太苦了，聽到太太這樣吼，他也受不了，用手搥了牆壁、大聲吼叫……最後，兩個人抱在一起痛哭，最後也把話說開了。

說與不說都是愛，按照自己的步調來

我問她：「怎麼面對這個說不出口的窘境？」

她說：「不說，也是因為愛。但也因為愛，我必須要說。不然到時候，最痛苦的會是他。所以，一定要先有碰撞。撞開了，頭破血流。兩個人抱著一起痛哭，總比一個人不知所措和抱憾終身的好。」

一邊擦著眼淚，她的大眼睛這時透出的是堅定。她緩緩說出的每一個字，碰觸在我心上，她的勇氣和智慧，我非常動容。

在一旁聽到的夥伴，沒有出聲，但可以感受到，每個人都對她的故事有某種共鳴，大概也獲得了某些啟發吧！

然而，也不是每段關係都能這樣碰撞出結果。有一位大哥，不忍心自己高齡九十幾歲的老母親為自己傷神，到現在都還未能啟齒。

他最近的疼痛加劇，覺得自己……「是不是更差了？」的時候，想到老母親，心中隱隱作痛。這個可能讓白髮人送黑髮人的話題，只能吞吐在心頭，怎麼樣都還是好難說出口……但說與不說，掂量在心的，往往都是我們對家人的愛。

參加的夥伴們繼續熱烈地討論自己對自己的善終規劃，跟家人們談，自己要在哪裡走、怎麼走、喪禮要怎麼辦、找哪家禮儀公司、有什麼優惠套裝方案、靈堂設計擺設……大家你一言我一語的交換不同的想法。

就在這個熱烈的氛圍裡，Feng也發言了。她指了指自己身上的那套美麗衣裳，是一件白色的連身裙，袖襬及裙襬還有拼接布料，讓整個人穿上它就有如仙女一樣飄逸美麗。

其實從Feng走進教室時的美麗身影，我就注意到了。平時就已經很會穿搭的她，今天更美了！Feng一貫的大方分享，只是表情比平時內斂。

她淺淺地微笑，緩緩地說：「這套，就是我為我自己準備的最後一套衣服。」

不知道在場的大家是不是都跟我一樣，為這句話代表的意義感到震懾。

「以前總捨不得幫自己買衣服，但我才不要穿很醜的壽衣，為了最後要美美地走，我身上這套要好幾千塊，我也給它花下去！我知道最後身體可能會腫腫泡泡的，所以選這種飄飄的裙子，而且我已經交代我老公，我就是要穿這套，不然他隨便挑，可能挑到我不喜歡的……」

說完，她站起來用腳輕輕點著的轉了一圈……像極了仙女下凡。

看著她活脫脫的身影在眼前，很難想像，也百般不願意，她有一天要穿著這件衣裳，跟我們說再見，但就像本文的標題，再不願意，身後的事，因為愛，要先說。這是愛自己，把自己生命最後每一件重要小事都活成自己想要的樣子；也是體貼家人，為他們在我們身後沒有疑惑地體現我們的意志，也在每一個意志體現中，看見我們的足跡，懷念我們的身影，這能讓他們有時間好好道別。

具體而為的善終規劃

台灣在二〇一九年一月六日施行了一部以病人為主體的《病人自主權利法》，這是一部保障病人自主、善終權益、醫病關係的專法；《病人自主權利法》的珍貴正是在體現一個人能為自己的生命作主。

怎麼辦到？

透過和你的家人一同進行「預立醫療照護諮商」，在有專業人員的帶領幫助下，逐一模擬思考，例如：無法由口進食的時候，你會希望怎麼做？到了生命盡頭，還想要維持生命治療嗎？當無法表達意願，想找誰作為你的代言人？身後事又怎麼安排？等等，也可以藉這個機會和家人交流心中的想法，一舉數得。

我認為，這就是善終規劃最具體而為且有法律保障的行動。推薦大家可以閱讀朱為民醫師所著《人生的最後期末考——生命自主，為自己預立醫療決定》一書，獲取更多詳細的解說和理解。

心・理・師・的・呢・喃

上一篇，我們談到了善生對善終有著絕對的貢獻，這一篇更是在生命末期醫療決策的議題上，提出需要慎重以對的提醒。

善終絕不只是一個用意念就構築出來的抽象氛圍，而是需要自己為自己的善終，具體而微地思考並行動的綜合結果。

【後記】赴約——安寧心理師的悲傷療癒

我用了一整年的時間懷念你，也用了一整年的時間準備與你道別。

常常有人問，心理師可以在這麼多地方工作，為何選擇安寧？

我答：「因為在安寧，我不僅可以是心理師，還可以當一個最真實的人，用最真實的我，愛人。」

然而在安寧，心理師常需要在「人」的狀態下工作，面對不可避免的離別，我會悲傷，我會不捨；雖然我們可以因著對死亡的接觸、理解，而有了面對分離的勇氣，但是在死亡分離的失落中，心理師仍需要誠實地面對，並且幫助自己走過悲傷的哀悼歷程。

不知道為什麼，明明在H走後，我有一整年的時間可以去作品展覽現場，見證他生前與團隊投入極大心血的作品——「聆聽花開的聲音」，但我一直把這件事放在心上，遲遲沒有履行。

終於在花博結束前的最後一個周末，搭著高鐵南下台中的路上，我在心底對H說：「我從沒忘記與你相見第一天就做好的約定。」其實，出發幾天前的天氣預報說周末台灣西部有大雷雨，但是展覽結束前，我只剩這天能赴約，於是帶著絕不能失約的心情，我跟朋友開玩笑地說：「我不要只能在ＫＴＶ點播一首〈只能想念你〉，我要懷抱一種『就算是雷雨，我也要見Ｈ』的心情。」把握在他走後，最後一次親眼見面的機會。

這一年來，陸陸續續在網路上看到來自台灣各地的人，帶著不同的心情，不同的理由去看花開的聲音。我看著照片和訊息，輕輕地，我會在心裡對自己說：「這是Ｈ的作品。我知道，你不在人世間，但你仍活在你的作品裡。」說完，我有一種安心是：「你在。」

Ｈ是少數我能在安寧病房，有夠長的時間，進行夠深入的談話的一個病人。從第一天，我們坐在安寧病房大廳的沐光區，Ｈ坐在沙發上，我側著身，也坐了下來，開始了我們的對談。還記得那天的陽光從透明穹頂透進來，透進了剛好的光線及溫度，跟Ｈ給人的感覺一樣。

Ｈ是位才華洋溢的藝術家，同時也是個理想的實踐者。所有關於Ｈ的一切，洋溢著對生命、專業的熱情以及對家人的愛。

因病氣切的Ｈ，我們對話只能用筆談，但是在熱切的交流中，讓我幾乎忘記他是一個住進安寧病房，正在面臨死亡的病人。我們在第一次談話，就用掉了五大張的A4紙。

那天，我第一次知道，原來台北世界大學運動會開幕式上驚豔四座的聖火傳遞機械設計，正是他在紙上寫著的——「豪華朗機工」藝術團隊的作品，這是H與兄弟一起組成的團隊。

H回憶起過去。每段創作的當下，靈感湧動時的廢寢忘食是常有的事，香菸裡的尼古丁是讓他保持清醒的隊友，但也因為如此，可能種下了罹癌的風險。

我問H：「後悔嗎？」

H堅定地搖頭，寫著：「從不後悔。」

我想，這個團隊、這些兄弟，以及所有的創作，都可以在某個層面代表著H的生命。我懂了H為什麼在病中還如此賣命地在進行創作的發想，擔心著從設計理念到成品需要克服多少技術層面的困難……H將最後的生命力投入在這個作品裡，H與他們生死與共。

接著，H在紙上畫下了設計一個作品的設計構想草圖，那是為國家級展覽設計的裝置藝術。一個個三角形的圖案拼湊成一個球體，球體表面將會有個特殊的設計，傘面的開合就像花開……我永遠忘不了H向我介紹這個作品時的眼神。那眼神裡有光、有熱、有生命。H分享生命、傳遞價值觀這樣高度生命力的展現，讓所有在病房與他相遇的人，都感染到了這股熱情，喜歡他，並與他有或深或淺的交集，也建立了人與人之間超越專業關係的真實連結。

還記得那天，H剛走，我和阿長到樓下安息室去看H。到現在，我都還可以感覺當天自己不敢面對的狀態。我站在床邊行禮如儀，離H有一小段距離，不遠，但也不近，是一個我與他人都無法輕易發現的距離，那是身體的距離，也是心理的距離。

努力卻還是只能制式化地跟H說上幾句道別，看到H的家人們在一旁陪H。禮貌上，我應該也對他們說些什麼，但我不知如何是好，只好匆匆地離去。

「無法悲傷」是到後來我才有辦法理解當天自己「完全感受不到情緒」的悲傷反應。但再怎麼隱藏，阿長還是敏銳地覺察到我有別以往處理情感的狀態。

上樓後，她輕聲地問我：「映之，妳剛剛的情緒是不是卡住了？」

我點點頭，沒有能力繼續回應。但還好，我們都允許了當下的「無法表達的悲傷」，我們知道這也是一種正常的悲傷反應。

然而為什麼會這樣呢？在H走後，心靈跟不上我理智上對於即將會來到的死亡的預備，無法在第一時間消化強烈的失落與悲傷，於是只能為心靈隔上一層情緒和身體的距離。於是，「感受不到」彷若是心靈面對衝擊的緩衝機制，保護著真心當時的脆弱。然而，悲傷好像一條長長的河流，離別時分來到，我們搭上了道別的船，開始了我們的哀悼旅程。

隨著車子漸漸駛近展覽園區，碩大的展覽告示映入眼簾。看著傾瀉的大雨打在車窗，模糊視線的，是雨滴，也是我的淚滴。向心底探去，我開始懂得，這一整年，我都在經驗身為一個安寧心理師面對病人離去的悲傷，在心裡展開關於這個悲傷的哀悼歷程；我才真正意識到「我將見到H的作品，但他已不在」。

走在滂沱大雨中，大雨剛好為我下了一整年累積在心底的淚。走向「聆聽花開的聲音」，H畫在紙上的球體草圖，此刻正活生生地在我眼前出現。

面向聆聽花開的聲音，想起了H帶著笑意的臉，我對他說：「我用了一整年的時間懷念你，也用一整年的時間準備與你道別，那是因為這次的赴約之後，我可能再也沒有機會在現實生活裡與你相遇；這次的赴約，迎來的相遇將是我們的道別。不喜歡雨天的我，在你走後，我仍然願意在雨天赴你我的約。但求你，還是讓雨小一點，好讓我靠近一點，看看你……」

因為大雨，我只好先到另一個室內場館參觀，但H，你相信嗎？二十分鐘後，我走出室內場館，雨停了。我立馬奔向「聆聽花開的聲音」，從各個角度認識它、體會它、欣賞它，也站在球體裡面，享受聲光互動式的機械設計為我們帶來的種種樂趣，就像遇到H，有開放的心，讓人可以靠近，永遠都有認識不完的內涵，讓人喜歡。

回到家，我體會到H用生命與死亡教我一個道理：花開，花謝，正是生命的自然。

心・理・師・的・呢・喃

真正的告別，不是遺忘，而是完成哀悼。

我們在哀悼中體認失落，並將它安放在心裡一個合適的角落。

國家圖書館預行編目資料

無憾的道別：安寧心理師溫柔承接傷痛與遺憾／王映之著.—初版.—臺北市；寶瓶文化事業股份有限公司,2023.06
面；　公分,—（Vision；244）
ISBN 978-986-406-359-8（平裝）
1.CST: 安寧照護 2.CST: 生命終期照護 3.CST: 心理輔導
419.825　　112007483

Vision 244

無憾的道別——安寧心理師溫柔承接傷痛與遺憾

作者／王映之　諮商心理師
副總編輯／張純玲

發行人／張寶琴
社長兼總編輯／朱亞君
資深編輯／丁慧瑋　編輯／林婕伃
美術主編／林慧雯
校對／張純玲・劉素芬・陳佩伶・王映之
營銷部主任／林歆婕　業務專員／林裕翔　企劃專員／李祉萱
財務／莊玉萍
出版者／寶瓶文化事業股份有限公司
地址／台北市110信義區基隆路一段180號8樓
電話／(02)27494988　傳真／(02)27495072
郵政劃撥／19446403　寶瓶文化事業股份有限公司
印刷廠／世和印製企業有限公司
總經銷／大和書報圖書股份有限公司　電話／(02)89902588
地址／新北市新莊區五工五路2號　傳真／(02)22997900
E-mail／aquarius@udngroup.com

著作完成日期／二〇二三年三月
初版一刷+日期／二〇二三年六月八日
ISBN／978-986-406-359-8
定價／四〇〇元

AQUARIUS 寶瓶文化事業

愛書人卡

感謝您熱心的為我們填寫，
對您的意見，我們會認真的加以參考，
希望寶瓶文化推出的每一本書，都能得到您的肯定與永遠的支持。

系列：Vision 244　書名：無憾的道別——安寧心理師溫柔承接傷痛與遺憾

1.姓名：________　性別：□男　□女

2.生日：____年____月____日

3.教育程度：□大學以上　□大學　□專科　□高中、高職　□高中職以下

4.職業：________

5.聯絡地址：________

聯絡電話：________　手機：________

6.E-mail信箱：________

□同意　□不同意　免費獲得寶瓶文化叢書訊息

7.購買日期：____年____月____日

8.您得知本書的管道：□報紙／雜誌　□電視／電台　□親友介紹　□逛書店　□網路
□傳單／海報　□廣告　□瓶中書電子報　□其他

9.您在哪裡買到本書：□書店，店名________　□劃撥　□現場活動　□贈書
□網路購書，網站名稱：________　□其他________

10.對本書的建議：（請填代號　1.滿意　2.尚可　3.再改進，請提供意見）

內容：________

封面：________

編排：________

其他：________

綜合意見：________

11.希望我們未來出版哪一類的書籍：________

讓文字與書寫的聲音大鳴大放

寶瓶文化事業股份有限公司

（請沿此虛線剪下）

寶瓶文化事業股份有限公司收

110台北市信義區基隆路一段180號8樓
8F,180 KEELUNG RD.,SEC.1,
TAIPEI.(110)TAIWAN R.O.C.

（請沿虛線對折後寄回，或傳真至02-27495072。謝謝）